Monika Flasnoecker

Reise aus dem Stress

Monika Flasnoecker

Reise aus dem Stress

Körper, Geist und Psyche stärken

Zuckschwerdt Verlag München

Abbildungen
Morguefile: S. 12–13 (Koffer), S. 49 (Bildercollage), S. 52–53 (Kajaks), S. 81 (Tag und Nacht),
S. 92–93 (Lebensmittel), S. 94 (Klavier), S. 103 (See), S. 109 (Ampel), S. 115 (Urinbehältnisse),
S. 118–119 (Bucht), S. 122 (Joggerin), S. 128 (Lebensmittel), S.131 (Obst und Gemüse), S. 148
(Gemüse), S. 153 (Mandeln und Pilze), S. 158 (Joggerin), S. 166–167 (Zweig); **Fotolia:** S. 16
© hakan çorbacı (Nebenniere), S. 40 © WavebreakmediaMicro (Mann mit Kopfschmerzen),
S. 125 © Alexander Rochau (Fahrradfahrer), S. 127 © shahrohani (Lebensmittel einzeln,
mod.), S. 142 © Maygutyak (Frau meditierend); **GiZGRAPHICS:** S. 62 (modifiziert, Treppe);
Alle anderen Illustrationen und Grafiken: © by **W. Zuckschwerdt Verlag GmbH**

Bibliografische Information der Deutschen Nationalbibliothek
Die Deutsche Nationalbibliothek verzeichnet diese Publikation in der Deutschen National-
bibliografie; detaillierte bibliografische Daten sind im Internet über http://dnb.d-nb.de ab-
rufbar.

Die Erkenntnisse der Medizin unterliegen laufendem Wandel durch Forschung und klinische
Erfahrungen. Autor und Verlag haben große Sorgfalt darauf verwendet, dass die erstellten
Informationen und (therapeutischen) Angaben dem aktuellen Wissensstand entsprechen.
Das entbindet den Benutzer dieses Buches aber nicht von der Verpflichtung zu überprüfen,
ob die hier genannten Angaben, Indikationen und Dosierungen sachlich richtig sind, insbesondere nicht davon, bei allen medizinischen Problemen einen Arzt zu konsultieren. Wie
allgemein üblich, sind Warenzeichen und Handelsnamen, soweit überhaupt verwendet, nicht
durchgängig gekennzeichnet.

© 2015 by W. Zuckschwerdt Verlag GmbH, Industriestraße 1, D-82110 Germering/München.
Printed in Italy by Litotipografia ALCIONE s.r.l., Lavis

ISBN 978-3-86371-146-7

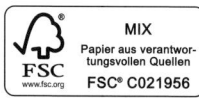

Inhalt

Reiseetappen

Ein Abstecher

Reiseziele

Anhang

Was will dieses Buch?

Burn-out kennt heute fast jeder. Ob aus den Medien, den Erzählungen anderer oder aus eigener Erfahrung. Was steckt dahinter? Welcher Zusammenhang besteht zu Erkältungen, die immer wieder auftreten – meist zu einem ungünstigen Zeitpunkt? Warum schlafe ich schlecht? Warum kann ich mich nicht mehr konzentrieren?

Fragen, die meist mit der Einnahme von Medikamenten beantwortet werden. Der Leidensweg durch die ärztlichen Institutionen ist oft lang und frustrierend. Denn gesundheitliche Störungen wie Leistungsabfall, Konzentrationsstörungen, Angst oder Panikattacken sind keine Krankheiten im herkömmlichen Sinn und fallen deshalb aus dem Rahmen des ärztlichen Leistungsspektrums.

Die Ursachen von Erschöpfung, Konzentrationsstörungen, Tagesmüdigkeit und Co. zu ergründen ist wichtig. Wobei psychosoziale Faktoren oft eine entscheidende Rolle spielen und in diagnostische und therapeutische Überlegungen mit einbezogen werden müssen.

Noch wichtiger scheint es, neue Behandlungswege auf der Grundlage neuester neurobiologischer Erkenntnisse aufzuzeigen. Weg von Psychopharmaka hin zu den natürlichen Substanzen wie biogenen Aminen und ihren Kofaktoren – vor allem Vitaminen – sowie bioaktiven Pflanzenstoffen, die den Organismus in die Lage versetzen, die lebensnotwendigen Botenstoffe, die Hormone, selbst zusammenzusetzen.

Neben Bewegung, Ernährung und Entspannung ist es oftmals nicht nur sinnvoll, sondern auch notwendig, die verbrauchten Ressourcen mit Nahrungsergänzungen wieder aufzufüllen.

Mit diesem praktischen Reiseführer durch die Welt der Stresshormone will das Buch interessierten Menschen, Ärzten und Therapeuten Antworten auf ihre Fragen geben.

Einführung

Der Begriff Neuro-Psycho-Endokrino-Immunologie fasst die Wechselbeziehungen zwischen Körper, Geist und Psyche, zwischen Nervensystem, Hormonsystem, Immunsystem und Psyche zusammen. Das verbindende Element dabei ist das Kortisol, das wichtigste und das entscheidende Stresshormon. Anhaltender, also chronischer Stress stört das Zusammenspiel der neurovegetativen und hormonellen Regulation. Beteiligt sind dabei das Zentralnervensystem, das sympathische und parasympathische Nervensystem, die zentrale Stressachse Hypothalamus-Nebennieren, die Schilddrüse und das Immunsystem. Kein Wunder, dass deshalb bei anhaltender Belastung das Risiko von Infektionen (Erkältungen, Grippeerkrankungen) erhöht ist, dass latente Virusinfektionen wie Gürtelrose ausbrechen oder sich Autoimmunerkrankungen entwickeln können. Aber auch Angst, Angststörungen bis hin zu Panikattacken, Konzentrationsstörungen, Antriebslosigkeit und Müdigkeit tagsüber und nicht selten depressive Verstimmungen – unabhängig von der Jahreszeit – sind darauf zurückzuführen.

Und, auch das ist heute wissenschaftlich bewiesen: Die Entstehung und Ausbreitung von Krebserkrankungen ist unmittelbar auf immunologische Veränderungen infolge chronischer Stressbelastung zurückzuführen.

In diesem Buch dreht sich vieles um komplexe Begriffe wie Stress, Aminosäuren, Hormone und das Immunsystem. Deshalb finden Sie am Anfang dieses Buches Beiträge zu diesen Themen als Ihre Reisebegleiter. Jeder Beitrag zu den Reiseetappen und den Reisezielen, so zum Beispiel „Chronischer Stress und seine Folgen", ist in sich abgeschlossen und kann einzeln gelesen werden.

Viel Spaß auf der Reise, viele positive Eindrücke und vor allem viele Erfahrungen, die Sie mit nach Hause nehmen und umsetzen können.

Dr. med. Monika Flasnoecker

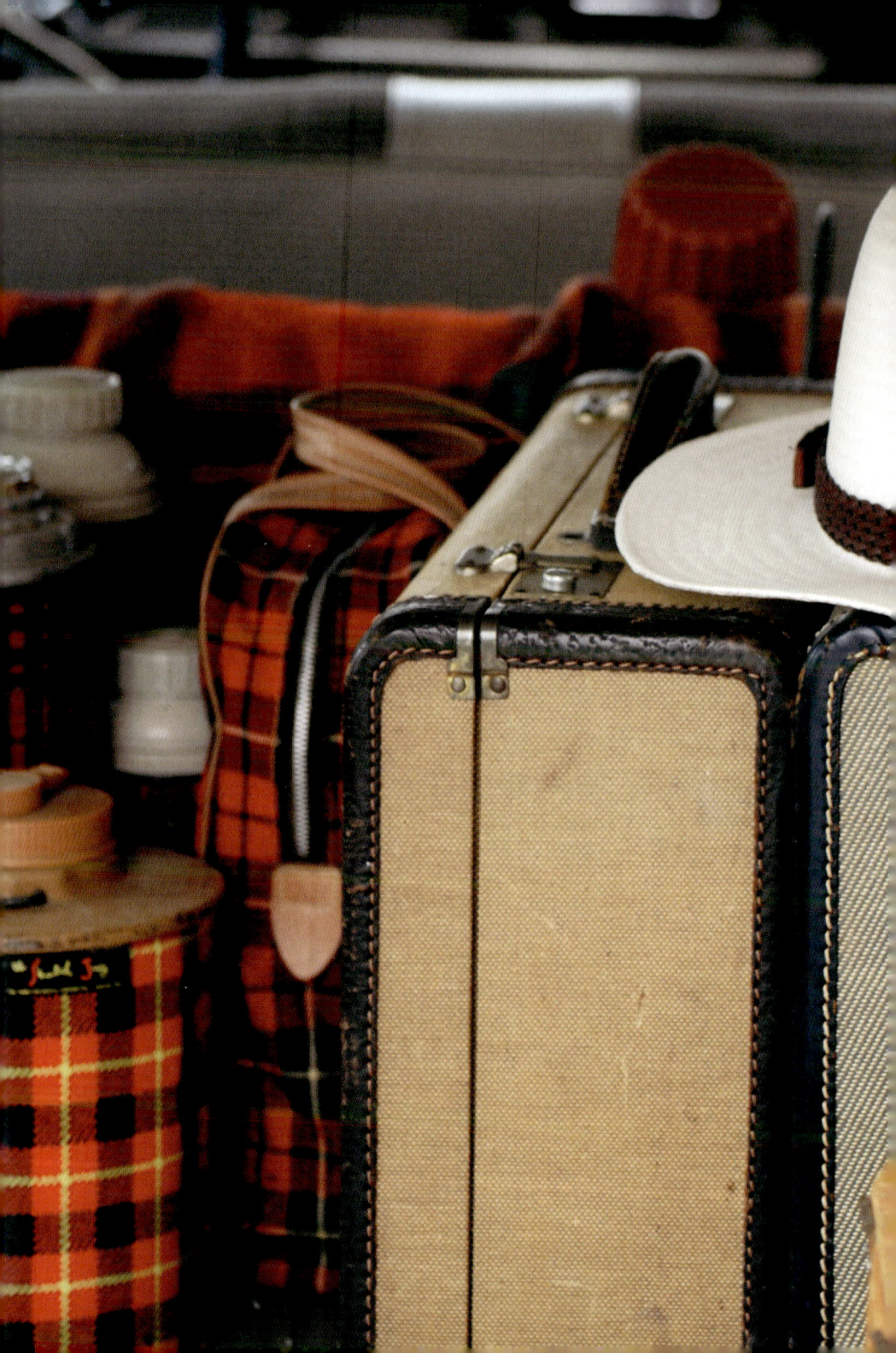

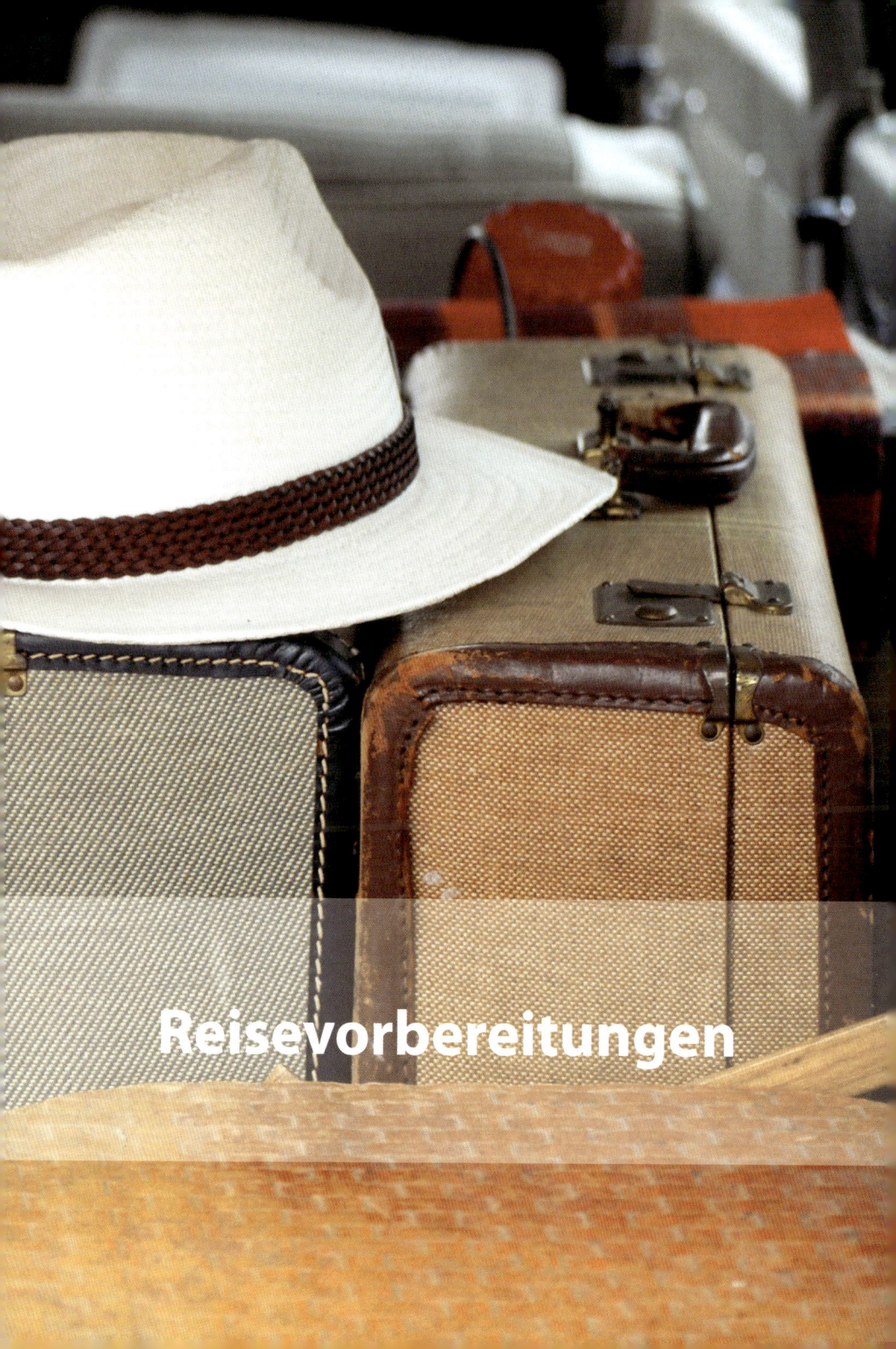

Reisevorbereitungen

Stress bestimmt unser Leben – Stress ist für das Überleben notwendig

Flucht oder Angriff – seit Urzeiten die Antwort unseres Organismus auf Stress. Heute reagieren wir auf Stress-situationen eher mit Aggression oder Frustration.

Lange galt die Formel „Stress macht krank". Aber nicht jeder, der über einen längeren Zeitraum Stress ausgesetzt ist, wird tatsächlich krank. Unbestritten ist jedoch, dass chronischer Stress Krankheiten auslösen kann (siehe „Chronischer Stress und seine Folgen").

Stress ist für das Überleben notwendig. Hunger, Durst und Kälte waren in der Vergangenheit die Stressoren, auf die unser Organismus mit Flucht oder Angriff, mit Aggression oder Frustration, reagierte. Doch wann können wir heute noch fliehen oder angreifen? Selten läuft uns noch ein Tiger über den Weg, häufiger stehen wir dagegen im Stau. Unsere Stressoren, unsere außergewöhnlichen Belastungen heute heißen Multitasking, Ärger am Arbeitsplatz, Zeitdruck, Mobbing, Schichtarbeit, Lärm, zu viel Nikotin, zu viel Alkohol, zu wenig Bewegung, Bluthochdruck, Übergewicht, erhöhter Cholesterinspiegel, psychosozialer Druck im Berufs- und Privatleben, Umweltnoxen, Infektionen.

Statt Angriff oder Flucht reagieren wir heute mit Aggression und Frustration. Egal ob Tiger oder Stau, unser evolutionäres Reaktionsmuster hat sich nicht verändert.

Auf einen Blick – Körperlicher Stress

Stress ist ein Spannungszustand, der den Organismus aufgrund äußerer oder innerer Reize (Stressoren) in eine körperliche Alarmreaktion versetzt, um ihn an außergewöhnliche Situationen oder Gefahren anzupassen.

Stressreaktion

Die körperliche Stressreaktion ist nichts anderes als die unmittelbare Vorbereitung auf Flucht oder Angriff. Für den Organismus geht es dabei um die blitzschnelle Bereitstellung von Energie. Innerhalb von Bruchteilen von Sekunden werden im Gehirn gesetzmäßig alle verfügbaren Vorgänge abgerufen um die Gefahrensituation zu bewältigen.

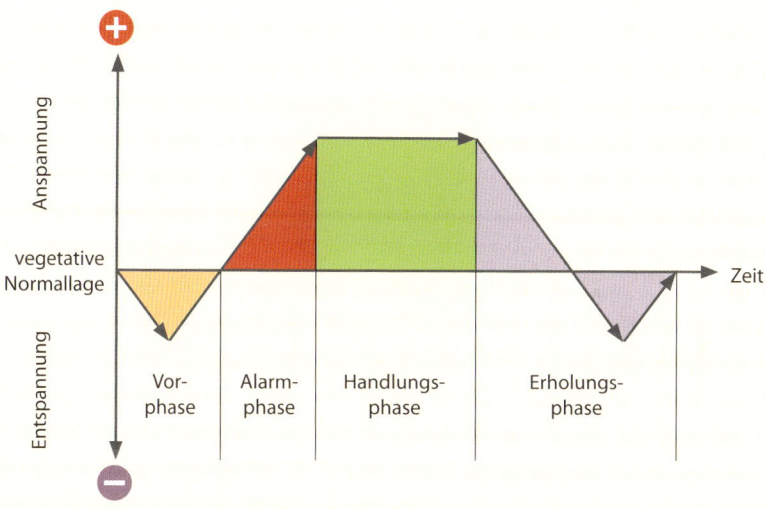

Ablauf einer einmaligen Stressreaktion. Zeitdauer bis zum Ende der Erholungsphase ca. 1,5 Stunden.

Alarmphase

Nach einer Vorphase – Sammlung aller Kräfte – erfolgt die Aktivierung im Hypothalamus über das Corticotropin-releasing-Hormon (CRH). CRH stimuliert den Sympathikus, den erregenden Anteil des vegetativen oder autonomen Nervensystems, erreicht über die Hypophyse durch Ausschüttung von ACTH (Adrenocorticotropes Hormon) die Nebennieren und schüttet das Stresshormon Cortisol aus. Der Blutdruck geht in die Höhe, Herzklopfen bis hin zu Herzrasen, Angstschweiß, Mundtrockenheit und weite Pupillen sind begleitende Symptome. Symptome, wie sie auch bei Angst oder Panikattacken auftreten.

Handlungsphase

Jetzt werden alle Kräfte mobilisiert, um unter Einsatz aller zur Verfügung stehenden Energiereserven der Gefahr zu entkommen – fliehen oder angreifen. Dazu werden Zucker aus dem Gykogendepot der Leber und Fettsäuren aus dem Speicherfett des Körpers freigesetzt.

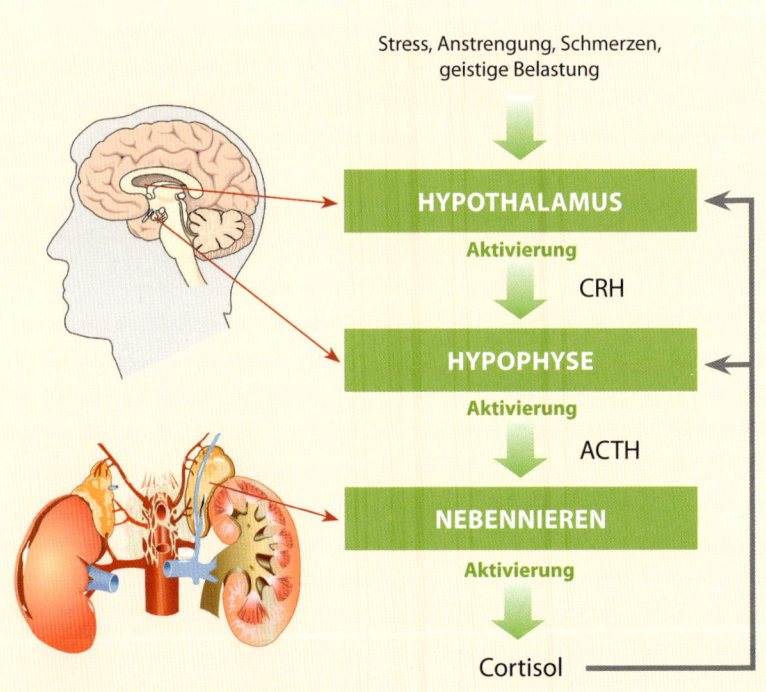

Die neuroendokrine Funktionsachse: von CRH (Corticotropin-releasing-Hormon) über ACTH (Adrenocorticotropes Hormon) zu Cortisol.

Zumeist halten Stresssituationen länger an. Deshalb kommt jetzt Cortisol, das entscheidende Stresshormon, ins Spiel: Es hält den Blutdruck hoch, hemmt alle Entzündungsprozesse im Organismus. Es stellt auch die Verbindung zum Immunsystem dar, denn in der akuten Stressphase dürfen Sie nicht krank werden. Cortisol unterstützt die Energiebereitstellung zusätzlich durch den Abbau von Eiweiß und die Umwandlung in Zucker sowie die Freisetzung von Fettsäuren.

Erschöpfung und Regeneration – Erholungsphase

Geht alles gut und ist die Gefahr gemeistert, kehren die Stresshormone sowie die Kreislauf- und Stoffwechselvorgänge in die Normallage zurück. Um die verbrauchten Ressourcen wieder aufzufüllen ist eine längere Phase der Ruhe und der Erholung notwendig.

Die Treppenfunktion im Stressgeschehen

Im normalen Leben kommt ein Stressor niemals allein. Belastungen über einen längeren Zeitraum ohne ausreichende Regenerationszeiten führen unweigerlich zu gesundheitlichen Beeinträchtigungen bzw. Störungen, z. B. Rückenschmerzen, Stresshochdruck, Schlafstörungen. Wer kennt das nicht? Endlich Urlaub und was passiert? Der Körper holt sich das, was er braucht – man wird krank!

Je heftiger, je andauernder, je chronischer die Belastung, desto länger und tiefer die Regenerationsphase. Bekennen Sie sich deshalb zu den notwendigen Erholungsphasen.

Und noch eine Besonderheit. Egal ob das den Stress auslösende Element positiv oder negativ ist, unser Gehirn erkennt die Bedrohung und reagiert immer. Ob die Gefahr von hinten kommt, um beim Tiger zu bleiben, ob es hell oder dunkel ist oder ob Sie schlafen, Ihr Gehirn reagiert. Kleinste Konzentrationen von Noradrenalin und Adrenalin kreisen ständig durch die Blutbahnen und sorgen dafür, dass der Organismus bei einer bedrohlich eingestuften Situation sofort reagieren kann.

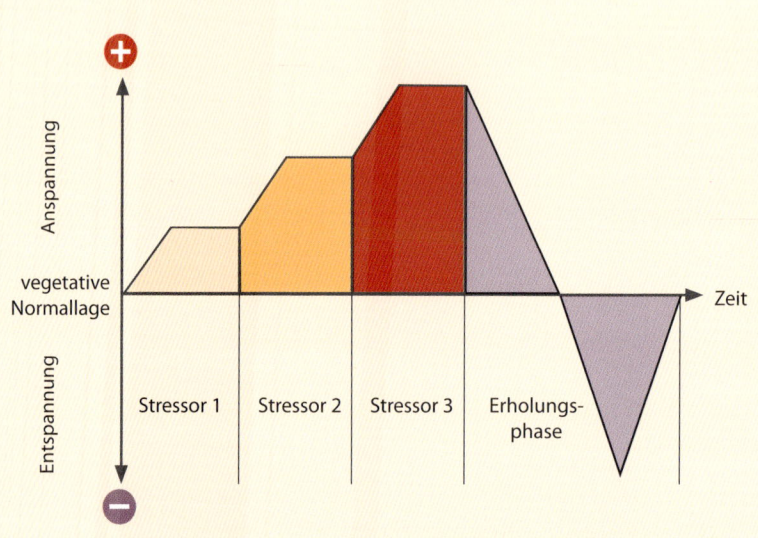

Treppenfunktion des Stressgeschehens.

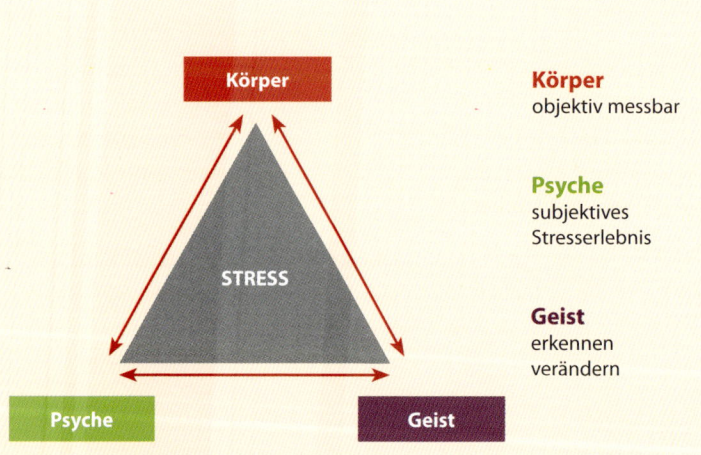

Stress bestimmt unser Leben.

Gut zu wissen – Warum Bewegung zum Stressabbau?

Die körperliche Stressreaktion ist nichts anderes als die unmittelbare Vorbereitung von Flucht oder Angriff. Über Adrenalin und Noradrenalin sorgt die auslösende Stressreaktion für eine schnelle Bereitstellung aller verfügbaren Energien zur Bewältigung einer extremen Muskelleistung. Deshalb ist Bewegung ein adäquater Stressabbau. Bewegung verbraucht über die muskuläre Arbeit die Stresshormone, bringt den Organismus wieder auf sein ursprüngliches Niveau zurück und stellt damit ein Gleichgewicht her.

Stresserleben – Körper, Geist und Psyche gehören zusammen

Unsere Stressreaktionen verlaufen über drei Ebenen, der kognitiven, der vegetativen und der körperlichen Ebene.

Jeder Mensch hat seine eigene individuelle Stresswahrnehmung. Das Ergebnis ist eine subjektive Interpretation. Unsere Reaktion hängt von unserer augenblicklichen körperlichen und geistig-seelischen Befindlichkeit ab. Sind wir gut drauf, zeigen wir im Stau Gelassenheit, sind wir schlecht drauf – hat der Gegner nichts zu lachen, da können schon mal verbal die Fetzen fliegen!

Die subjektive Interpretation einer Stresssituation ist auch abhängig von unserer individuellen Veranlagung, unserer Erfahrung und unseren Erinnerungen an ähnliche Situationen.

Stress erfordert eine ganzheitliche Sichtweise. Das subjektive Stresserleben (Psyche, z. B. Angst vor Krankheit) steuert unseren Organismus, hat also Auswirkungen auf unsere Gesundheit: „Körper, ich bin nicht krank." Unser Intellekt stellt die Weichen für Veränderungen: „Ich bin nicht krank, aber ich will abnehmen."

Das vegetative Nervensystem

Wie werden Spannung (Alarm/Handlung) und Entspannung (Regeneration) im Organismus geregelt? Wenn die Stressreaktion unserem Willen nicht unterworfen ist, wer ist dann dafür zuständig? Wer regelt so lebenswichtige Funktionen wie Atmung, auch im Schlaf, Verdauung, Stoffwechsel?

Das autonome oder auch vegetativ genannte Nervensystem ist dafür zuständig, mit seinen gegensätzlichen Ausprägungen, dem Nervus sympathicus und seinem Gegenspieler, dem Nervus vagus bzw. parasympathicus. Zwischen beiden Systemen herrscht ein ständiges hochdifferenziertes und komplexes Zusammenspiel, das alle Vorgänge im Organismus steuert, die unserem Willen und unserem Bewusstsein primär nicht unterworfen sind. Über diesen Mechanismus werden bei Stress unwillkürlich Aktivierung (sympathisch) und Entspannung (parasympathisch) reguliert. Die sympathischen Nervenfasern, kurz Sympathikus genannt, bringen uns auf Touren, wichtige Vorgänge wie Atmung, Herzleistung und Pulsfrequenz werden aktiviert, unwichtige wie Verdauung dagegen gedämpft. Der Gegenspieler, kurz Vagus genannt, bewirkt genau das Gegenteil und sorgt für Energieeinsparung und Entspannung. Sympathikus und Vagus steuern auf diesem Weg die Alarmphase und die Reaktionsphase unserer körperlichen Stressreaktion.

Anschaulich finden sich diese Reaktionen in zahlreichen Sprichwörtern und Redensarten wieder: Das Herz schlägt mir bis zum Hals, ich komme ganz schön ins Schwitzen, die Haare stehen mir zu Berge, mir stockt der Atem.

Bei einer vegetativen Dystonie ist das enge Zusammenspiel zwischen Sympathikus und Vagus gestört. Kommen die Regenerationszeiten zu kurz, muss der Organismus auf seine Leistungsreserven zurückgreifen mit möglichen Folgen im körperlichen – z. B. Schlaflosigkeit, Herzbeschwerden, Magen-Darm-Probleme, Muskelverspannungen –, aber auch im psychischen Bereich – z. B. Nervosität, Unruhe, Ängste. Meist treten mehrere Beschwerden gleichzeitig auf. Nicht immer ist es einfach, die Symptome gegenüber anderen Erkrankungen abzugrenzen.

Test: Wie gestresst bin ich?

Beantworten Sie die Fragen so ehrlich wie möglich.	Ja	Nein
Ich rege mich über Dinge auf, die es eigentlich nicht wert sind.	☐	☐
Es fällt mir schwer, mich ganz auf eine Sache zu konzentrieren.	☐	☐
Auch wenn ich viele Stunden geschlafen habe, wache ich oft morgens nicht erholt auf.	☐	☐
Ich mache oft mehrere Dinge gleichzeitig.	☐	☐
In letzter Zeit bin ich vergesslicher als früher.	☐	☐
Auch kleine Probleme kosten mich zunehmend viel Kraft.	☐	☐
Der Alltag nimmt mich so in die Pflicht, dass ich kaum noch Zeit für andere Dinge habe, die mir Freude machen.	☐	☐
Ich werde leicht ungehalten, wenn etwas langsam geht oder wenn ich warten muss.	☐	☐
Früher hat mir vieles mehr Spaß gemacht als heute.	☐	☐
Ich ertappe mich dabei, dass ich Dinge vor mir herschiebe, die ich eigentlich dringend erledigen müsste.	☐	☐
Ich liege nachts häufig lange wach; meine Gedanken kreisen dann um die unterschiedlichsten Probleme.	☐	☐
Ich bin unausgeglichen und nervös.	☐	☐
Ich habe Mühe, mich von meinen Alltagsproblemen zu lösen und innerlich zur Ruhe zu kommen.	☐	☐

Auswertung: Je seltener Sie ein Kreuz bei Ja gemacht haben, desto weniger sind Sie im Augenblick von negativen Stressauswirkungen betroffen. Haben Sie dagegen mehr als siebenmal ein Ja angekreuzt, ist die Wahrscheinlichkeit groß, dass Sie derzeit mehr Stress zu bewältigen haben, als für Sie gut ist.

Empfehlungen: Mehr Stresskompetenz – was können Sie tun?

- ▶ In Bewegung kommen.
- ▶ Distanz gewinnen.
- ▶ Einstellung verändern: Ist das Glas halbleer oder halbvoll?
- ▶ Negative Spannungen erkennen und in positive überführen.
- ▶ Fremdbestimmtheit erkennen und zu selbst bestimmten Herausforderungen machen.
- ▶ Gelassenheit: „Gott gebe mir Gelassenheit, Fremdbestimmtheiten zu ertragen, die Kraft, das zu verändern, was wir verändern können, und die Weisheit zwischen beiden zu unterscheiden." (frei nach Chr. F. Oetinger, 1702–1782)

Tipp

Weniger ist mehr! Vorsicht, Stress kann süchtig machen wie Alkohol und andere Drogen. Bekennen Sie sich zu Regenerationszeiten. Gönnen Sie sich einen Kurzschlaf in der Mittagspause.

Kommen Sie in Bewegung, denn Bewegung

- ▶ baut kurzfristig Kampfhormone (Cortisol) ab,
- ▶ hält langfristig den Stresspegel niedrig,
- ▶ setzt Glückshormone (Serotonin) frei, die wiederum die Kampfhormone (Cortisol) neutralisieren,
- ▶ versorgt das Gehirn mit Sauerstoff und unterstützt damit Konzentration und Kreativität und
- ▶ stärkt die Kondition, den Kreislauf und das Immunsystem.

Sport ist empfehlenswert, Leistungs- oder Hochleistungssport nicht.

Hormone und Neurotransmitter – die Kurierflotte im Organismus

Botenstoffe transportieren wichtige Informationen im Organismus und bestimmen maßgeblich die körperlichen, geistigen und psychischen Prozesse.

Während die Aminosäuren als Bausteine des Lebens bezeichnet werden, stellen die Hormone und Neurotransmitter die Botenstoffe des Lebens dar. Sie regulieren elementare Lebensvorgänge auf der körperlichen Ebene, sind aber ebenso für Emotionen verantwortlich. Die Botenstoffe übermitteln Informationen vor allem vom Gehirn zu den wichtigen Organen unseres Organismus und beeinflussen unzählige Funktionen unserer Zellen. Mehr dazu etwas später in diesem Kapitel. Den Transport dieser Substanzen vom Ort der Entstehung bis zum Ziel übernehmen zumeist Proteine. Der hauptsächliche Transportweg ist das Blutsystem.

Insbesondere den an der Stressreaktion beteiligten Botenstoffen, zu denen Katecholamine und Neurotransmitter gehören, begegnen wir im Zusammenhang mit akutem und chronischem Stress und deren Folgen immer wieder.

Auf einen Blick – Neurotransmitter, Neurohormone

Diese Botenstoffe transportieren wichtige Informationen im Organismus und bestimmen maßgeblich die körperlichen, geistigen und psychischen Prozesse. Je nachdem, wie diese Botenstoffe wirken – ob direkt von einer Nervenzelle zur nächsten oder über das Blut – gehören sie dann in die Gruppe der Neurotransmitter oder der Neurohormone.

Geregelt wird der Hormonhaushalt durch komplizierte Rückkopplungssysteme. Ein einfaches Beispiel ist die Reaktion auf Zucker: Der Anstieg von Glukose im Blut veranlasst die Bauchspeicheldrüse Insulin auszuschütten, um den Blutzuckerspiegel wieder auf das normale Niveau zu senken. Kommt es zu Störungen, ist Diabetes – die Zuckerkrankheit – die Folge. Sinkt der Blutzuckerspiegel zu stark, geraten wir in einen Unterzuckerzustand mit Zittern, Herzklopfen, Unruhe bis hin zu Bewusstseinsstörungen. Um die Vitalfunktionen zu sichern, braucht der Organismus dann schnell Zucker in Form von Glukose.

Botenstoffe folgen normalerweise strengen biologischen Rhythmen; zirkadianen Rhythmen wie beim Cortisol, monatlichen wie bei den Östrogenen der Frau und jahreszeitlichen wie beim Testosteron des Mannes. Allen Hormonen ist gemeinsam, dass sie im Lauf des Lebens physiologischerweise abnehmen. Eine Ausnahme stellt das Cortisol dar, dessen Spiegel auch im Alter kaum absinkt.

Im Verlauf des Lebens nimmt die körpereigene Produktion wichtiger Hormone mit Ausnahme von Cortisol kontinuierlich ab.

Die Hierarchie der Stresshormone

Die Stressbewältigung ist vorrangig Aufgabe der neuroendokrinen Funktionsachse. Den Organismus an physische oder psychische Belastungssituationen anzupassen, gehört zu den wichtigsten Strategien des Überlebens.

Die Stresshormone Adrenalin und Noradrenalin gehören zur Gruppe der Katecholamine. Sie werden in den Nebennieren gebildet und auf Befehl von den übergeordneten Zentren Hypothalamus und Hypophyse in die Blutbahn ausgeschüttet. Cortisol, das wichtigste Stresshormon kommt aus der Nebennierenrinde.

Funktionen und Aufgaben

Die an der Stressreaktion beteiligten Hormone – die peripher wirkenden Katecholamine und die zentral wirkenden Neurotransmitter – zeichnen sich durch eine antreibende oder eine beruhigende Funktion aus.

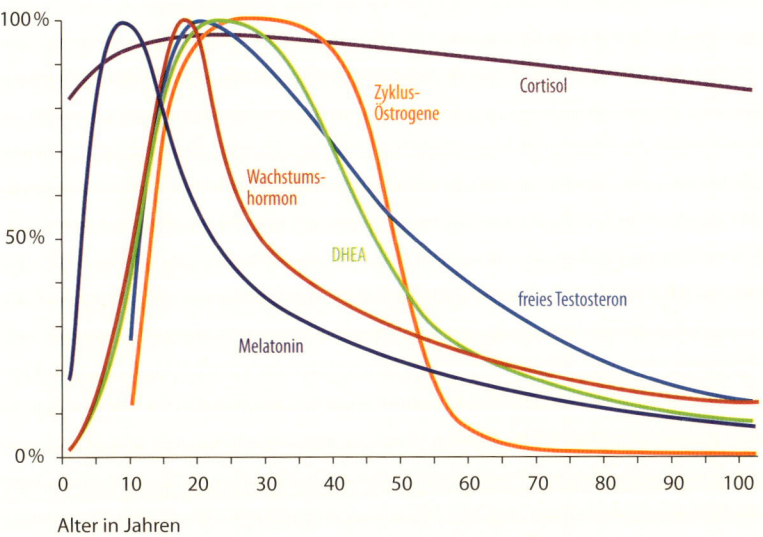

Verteilung einiger wichtiger Hormone über die Lebenszeit.

Für die Energiebereitstellung sind Botenstoffe mit einer antreibenden, exzitatorischen Wirkung verantwortlich. Gleichzeitig wirken diese Botenstoffe stimulierend und motivationsfördernd. Diese Aufgabe übernehmen Adrenalin, Noradrenalin, Dopamin, Glutamat und Histamin.

Um das Gleichgewicht zu halten, stehen den Antreibern im System die Botenstoffe mit einer dämpfenden, einer inhibitorischen Wirkung, gegenüber. Serotonin, Dopamin, GABA, Glycin und Taurin wirken beruhigend, entspannend, schlaffördernd und ausgleichend.

Cortisol, das wichtigste Stresshormon neben den Katecholaminen, nimmt eine Sonderstellung ein. Cortisol unterliegt einem zirkadianen Rhythmus – morgens hoch, abends niedrig – und zudem ist die Ausschüttung von Cortisol bis ins hohe Alter kaum verändert. Cortisol verfügt über entzündungshemmende, also immunsuppressive Eigenschaften. Das ist der Grund dafür, dass Sie nicht krank werden, wenn Sie fliehen oder angreifen wollen.

Über Cortisol sind das Nervensystem, das endokrine System, das Immunsystem und die Psyche (limbisches System, Belohnungssystem) miteinander verbunden. Die medizinische Bezeichnung hierfür lautet: Neuro-Psycho-Endokrino-Immunologie. Über diesen Mechanismus verursachen psychische Belastungen auf der körperlichen Ebene Störungen bzw. Krankheiten, Dauerbelastungen führen über eine Schwächung des Immunsystems zu Erkältungen bis hin zu lebensbedrohlichen Zuständen.

Signalübertragung im Gehirn

▶ aktivierende und hemmende Neurotransmitter halten sich die Waage

▶ ständiger Stress bringt das System aus dem Gleichgewicht

▶ aktivierende Neurotransmitter wirken stimulierend, hemmende wirken beruhigend

▶ stimulierende Neurotransmitter: Adrenalin, Noradrenalin, Dopamin, Glutamat
Wirkung: Energie fördernd, Motivation fördernd, Fokus schärfend, anheizend, aufputschend

▶ beruhigende Neurotransmitter: Serotonin, GABA, Glycin, Taurin, Dopamin
Wirkung: entspannend, ausgleichend, schlaffördernd

Neurotransmitter als Netzwerker am Beispiel Übergewicht:
▶ Serotonin zügelt Appetit und Heißhunger.
▶ Adrenalin regt die Energiebereitstellung und Fettverbrennung an.
▶ Noradrenalin fördert Antrieb, Enthusiasmus, Leistungsbereitschaft und Motivation.
▶ Dopamin stimuliert Denken, Freude und Motivation.

Die Vorstufen der Neurotransmitter stimulieren scharfes Denken, rasche Informationsverarbeitung und zügigen Gedankenfluss.

Wirkungen der Neurotransmitter

Wenn das komplexe Zusammenspiel der Botenstoffe aus unterschiedlichen Gründen, z. B. durch chronische Stressbelastung oder Krankheit, aus dem Gleichgewicht gerät, wirkt sich das nicht nur auf die Psyche, sondern auch auf die Leistungsfähigkeit aus.

Katecholamine und Neurotransmitter bilden untereinander ein eng geknüpftes Netzwerk, sind streng und fein aufeinander abgestimmt und liegen miteinander im Gleichgewicht (Balance). Ist dieses Gleichgewicht gestört, z. B. durch ständige geistige und emotionale Belastungen, durch körperliche Überforderung oder durch chronischen Stress, spricht man von Neurostress, einer neuroendokrinen Funktionsstörung.

Einfach ausgedrückt: Psychische und körperliche Überforderung über einen längeren Zeitraum bringen den Hormonhaushalt durcheinander und schwächen das Immunsystem.

Zeichen einer neuroendokrinen Funktionsstörung

Konzentrationsstörungen, anhaltende Müdigkeit, Schlafstörungen, mangelnde Motivation, depressive Verstimmungen, fehlende Entspannung sind erste und ernst zu nehmende Zeichen. Oft entwickeln sich daraus Störungen wie eine Stressdepression, Erschöpfungssyndrome, Angstsyndrome, Gewichtsprobleme, Hormon- und Sexualstörungen.

Störungen der Balance führen zu Krankheiten im Zusammenspiel von Körper, Geist und Psyche:

- ▶ Schlafstörungen
- ▶ Tagesmüdigkeit
- ▶ Konzentrationsstörungen
- ▶ depressive Verstimmungen
- ▶ Migräne
- ▶ Angstsyndrome
- ▶ Übergewicht

Hormonmessung in Speichel und Urin

Mit einer einfachen Blutdruckmessung kann jeder von uns einen erhöhten oder niedrigen Blutdruck nicht nur diagnostizieren, sondern
auch den Erfolg der Behandlung selbst kontrollieren. Nicht ganz so
einfach ist die Bestimmung der Stresshormone im Labor.

Unter Stress werden die Stresshormone Cortisol und Adrenalin vermehrt ausgeschüttet. Unser Organismus ist damit vertraut und reguliert nach Beendigung der Stresssituation die Botenstoffe wieder ins
Gleichgewicht (Erholungsphase). Unter Dauerstress kommen die Erholungsphasen zu kurz und es entsteht ein immer größeres Ungleichgewicht der Stresshormone und der Gehirnbotenstoffe.

Für die Bestimmung des Stresshormons Cortisol eignet sich die Messung im Speichel. Im Speichel lassen sich, im Gegensatz zur Bestimmung im Blut, die Werte messen, die im Gewebe biologisch aktiv
sind. Die Ausschüttung von Cortisol ist morgens am höchsten, sinkt
gegen Mittag und Abend ab. Während der Nacht regeneriert sich der
Cortisolspiegel und steigt bis zum Morgen wieder an. Um eine stress-

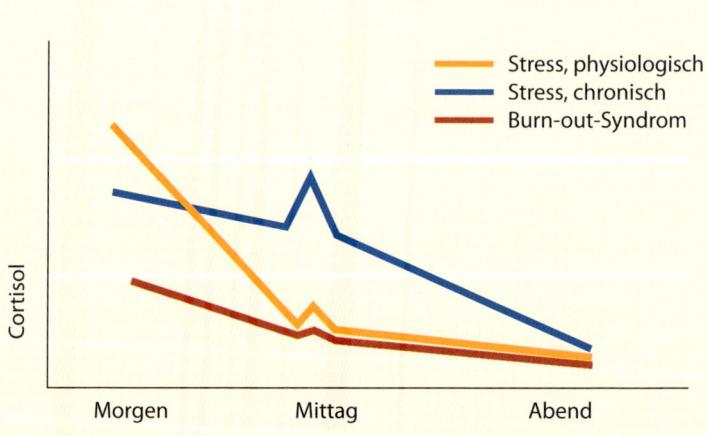

Der Tagesrhythmus von Cortisol gibt Auskunft über die Belastbarkeit.

bedingte veränderte Tagesrhythmik von Cortisol abzubilden, sollte die Cortisolbestimmung morgens und abends durchgeführt werden. Zudem kann man die Messungen im Speichel im Gegensatz zur Messung im Blut einfach selbst durchführen lassen.

Bei Dauerstress und stressbedingten Folgen wie Müdigkeit, Schlafstörungen oder depressiver Verstimmung wird weniger des stimmungsaufhellenden und beruhigenden Gehirnbotenstoffs Serotonin bereitgestellt. Die Messung erfolgt bevorzugt im Urin. Während der nächtlichen Ruhephase fällt die Bildung von Serotonin ab und nimmt im Lauf des Tages zu – angepasst an die Anforderungen. Deshalb wird Serotonin im zweiten Morgenurin bestimmt. Ähnliches gilt für die Gehirnbotenstoffe Dopamin, Noradrenalin, Adrenalin, Gamma-Aminobuttersäure (GABA) und Glutamat.

Sinnvoll ergänzt werden kann die Untersuchung durch eine Bestimmung der Hormone Testosteron und Östradiol im Speichel.

Das Testergebnis zeigt auf, in welchem Ausmaß die chronische Belastung zu einem erhöhten Verbrauch Ihrer Ressourcen geführt hat. Diese Ressourcen gilt es wieder aufzufüllen. Entsprechend dem Ergebnis lassen sich die gemessenen Defizite mit biogenen Aminosäuren und ihren Kofaktoren wieder ausgleichen.

Der Einfluss der Sexualhormone Testosteron und Östradiol

Testosteron unterstützt die Konzentration und das Gedächtnis, erhöht die Muskelmasse (Muskelaufbau), verringert die Fettmasse (Fettabbau), erhöht die Knochendichte und das Knochenwachstum und löst die männliche Sexualwirkung aus. Als Leistungshormon findet Testosteron auch Eingang in die Dopingszene. Auch Frauen verfügen über Testosteron in niedrigen Konzentrationen.

Das zur Familie der Östrogene gehörende weibliche Sexualhormon Östradiol hat vielfältige Aufgaben. Es schützt die Knochen und das Gehirn vor Abbau, sorgt für eine rasch wirksame Gefäßerweiterung

Gut zu wissen – Was aus Cholesterin entstehen kann

Ausgangsstoff für beide Hormone ist das Cholesterin. Über einige Zwischenstufen (Pregnenolon, Progesteron, DHEA) entsteht als Endprodukt Testosteron oder Östradiol.

und gilt als Antioxidans. Im Gehirn stimuliert Östradiol die Bildung von Serotonin und verbessert dadurch den Tiefschlaf und die Stresstoleranz, verbessert das Kurzzeitgedächtnis, die Stimmung, Aufmerksamkeit und Konzentration, wirkt Angst senkend, verhindert Panikattacken. Östrogene sind wesentlich für die Fortpflanzung. Auch Männer verfügen über Östradiol in niedrigen Konzentrationen.

Die Sexualhormone Testosteron und Östradiol sind unter anderen verantwortlich für Ihre Lebensqualität.

Warum sind Östrogene in der Menopause wichtig?

Knochengesundheit und Östrogene sind eng miteinander verbunden. Ohne Östrogen gelangt kein Kalzium in den Knochen und als Folge erkranken viele Frauen durch die hormonelle Umstellung in der Menopause (Klimakterium) an Osteoporose. Mithilfe von Östrogenen können die Knochen stabil gehalten werden.

Für ein gut funktionierendes Gehirn im Alter ist eine ausreichende Menge an Östradiol Voraussetzung. Fehlendes Östrogen wird heute als ein wesentlicher Risikofaktor für Demenz im Alter angesehen.

Schlafstörungen gehen der natürlichen hormonellen Umstellung häufig als erstes Symptom voraus und begleiten die sogenannten Wechseljahre. Schlafstörungen sind eng mit einem Mangel an Östradiol verbunden.

Tipp

Für die Speichel- und Urinprobennahme zu Hause gibt es Testpakete mit Anleitung. Die Proben werden per Post an das untersuchende Labor geschickt, das die Analysen durchführt.

Nach zwei Wochen erhält der Einsender die Ergebnisse mit einer ausführlichen Interpretation. Diese Untersuchung eignet sich auch, gezielt abzustimmen, welche Vitalstoffe und Aminosäurenvorstufen zur Therapie von stressvermittelten Störungen eingesetzt werden sollen. Die Analyse der Stresshormone und der wichtigsten stressregulierenden Gehirnbotenstoffe wird als Neurostress-Test bezeichnet.

Für eine sinnvolle Analyse ist die Messung von Cortisol morgens und abends im Speichel sowie die Messung von Serotonin im zweiten Morgenurin erforderlich. Ein erweitertes Profil bezieht die Analyse der Katecholamine Dopamin, Noradrenalin und Adrenalin sowie Gamma-Aminobuttersäure (GABA), Glutamat, Glycin und Taurin ein.

Expertenwissen

Aufgaben der Stresshormone

Cortisol – wichtigstes aktivierendes Stresshormon

► aktiviert den Stoffwechsel
► fördert die Energiebereitstellung, steigert die Körpertemperatur
► motivierend und euphorisierend
► verbessert die geistige Leistungsfähigkeit
► durch Verbindung zum Immunsystem starke antientzündliche Wirkung
► ausgeprägte 24-Stunden-Tagesrhythmik
► unveränderte Ausschüttung bis ins hohe Alter
► gibt Auskunft über die Belastbarkeit

Adrenalin – aktivierend

► verstärkt Aufmerksamkeit, Wachheit und geistige Aktivität
► stimuliert Angst und Wut
► erhöht den Blutdruck, die Pulsfrequenz, die Atemfrequenz
► eng verknüpft mit Dopamin und Noradrenalin
► verstärkt sowohl die Ausschüttung als auch die Toxizität von Glutamat

Noradrenalin – aktivierend

► erhöht Aufmerksamkeit und Wachheit
► fördert Konzentration, Motivation und Motorik
► erhöht den Blutdruck und die Pulsfrequenz

Mangel: Antriebs- und Konzentrationsschwäche sowie kognitive Einbußen; verstärkt sowohl die Ausschüttung als auch die Toxizität von Glutamat

Expertenwissen

Dopamin – überwiegend aktivierend

► regelt Motorik und Konzentration
► fördert Konzentration, Motivation und kognitive Leistung
► stimmungsaufhellend mit Serotonin

Mangel: Erschöpfung, Müdigkeit, Bewegungsstörungen, Antriebsstörungen, Motivationsverlust, kognitive Einbußen, fördert Depressionen; mit zunehmendem Alter Abnahme der Dopaminrezeptoren, Extremform: Parkinson

Serotonin – beruhigend

► entspannend, schlaffördernd, schmerzhemmend, motivationsfördernd, stimmungsaufhellend, antidepressiv
► fördert Konzentration
► stimmungsaufhellend mit Dopamin

Mangel: Heißhunger (Süßes), Ängste, Konzentrations- und Schlafstörungen, Müdigkeitssyndrom, Migräne, Fibromyalgie, Depressionen; enge Verbindung zu Dopamin

GABA – beruhigend

► stabilisiert den Blutdruck
► wirkt appetitregulierend
► sehr stark schlaffördernd
► schmerzhemmend, angstlösend, entspannend

Überschuss: Angstzustände, Schlafstörungen, Heißhunger, Autismus

Expertenwissen

Glutamat – extrem aktivierend

► essenziell für Motorik (Muskelarbeit, Koordination), Lernen und Gedächtnis

Überschuss: stark neurotoxisch, Risikofaktor für Demenzerkrankungen; Interaktion mit GABA

DHEA (Dehydroepiandrostenon)

► verbessert die Gedächtnisleistung
► wirkt antidepressiv
► fördert Muskelaufbau
► beeinflusst Fettstoffwechsel
► wirkt antientzündlich
► Osteoporose vorbeugend
► 24-Stunden-Tagesrhythmik
► Ausschüttung stark altersabhängig
► Gegenspieler zu Cortisol

Aminosäuren – Bausteine für Proteine und Hormone

Kohlenhydrate und Fette sind für die Energiebereit-stellung im Organismus zuständig, Eiweiß für die Bereitstellung der lebenswichtigen Aminosäuren.

Die entscheidenden Be-standteile von fast allen Organen und Muskeln sind Eiweißkörper, auch Proteine genannt. Die Proteine wiederum setzen sich aus Aminosäuren zusammen, die als Grundbausteine unseres Lebens bezeichnet werden können. Amino-säuren wirken in Zellmembranen als Pförtner und kontrollieren so die Passage von Stoffen in die Zellen hinein wie auch aus den Zellen heraus.

Mit einer ausgewogenen Ernährung, also mit Lebensmitteln wie Fisch und Fleisch, Eiern, Milch und Milchprodukten wie Käse und Joghurt sowie Hülsenfrüchten, führen wir unserem Organismus diese Bausteine zu. In der Regel wird der Bedarf an essenziellen Amino-säuren – das sind lebenswichtige Aminosäuren, die der Organismus nicht selbst herstellen kann und die ihm deshalb zugeführt werden müssen – durch eine ausgewogene Ernährung gedeckt. Die höchste Wertigkeit haben Eier. Die Wertigkeit pflanzlicher Proteine ist gerin-ger, was sich aber durch Kombinationen, zum Beispiel Getreide und Hülsenfrüchte, ausgleichen lässt.

Neben den essenziellen Aminosäuren gibt es auch nicht essenzielle Aminosäuren, die vom Organismus selbst hergestellt werden. Aus zwanzig essenziellen und vier nicht essenziellen Bausteinen setzt der Organismus das zusammen, was er zum Leben braucht, beispielswei-se Hormone – die Botenstoffe des Lebens. Beispielhaft wird in der folgenden Abbildung gezeigt, wie die Aminosäure Tryptophan am Aufbau von Serotonin, das auch das Glückshormon genannt wird, beteiligt ist.

Inzwischen sind eine Reihe synthetischer Aminosäuren bekannt, die in der Pharmazie z. B. als Thyroxin (Schilddrüsenhormon) oder in der Lebensmittelindustrie beispielsweise als Geschmacksverstärker, als Aromastoffe oder als Süßstoff Verwendung finden.

Die Abgrenzung zwischen essenziellen, nicht essenziellen und semiessenziellen Aminosäuren ist unscharf. Unter bestimmten Bedingungen können semiessenzielle Aminosäuren zu essenziellen umgewandelt werden. Bei Neugeborenen übernehmen die Aminosäuren Arginin, Cystein, Histidin und Tyrosin, die bei Erwachsenen nicht essenziell sind, die Funktion essenzieller lebensnotwendiger Aminosäuren.

Um ihren Aufgaben gerecht zu werden, benötigen Aminosäuren lebenswichtige Helfer: Enzyme und ihre Koenzyme. Die Enzyme, auch Biokatalysatoren genannt, sind dafür verantwortlich, dass aus den einfachen Bausteinen komplizierte und komplexe Strukturen entstehen und dass diese einwandfrei funktionieren.

Aufgaben der Aminosäuren

Ohne Aminosäuren gibt es im Organismus keine Bildung von Hormonen, Neurohormonen, Neurotransmittern, Muskeln, Nerven, Bindegewebe, Kollagen, Gerinnungsfaktoren, Transportproteinen,

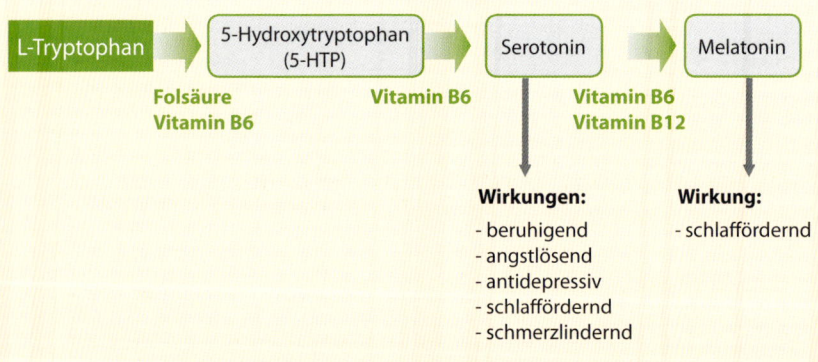

Serotonin entsteht aus den Aminosäuren L-Tryptophan und 5-Hydroxytryptophan unter Mitwirkung von Vitamin B6 und Folsäure.

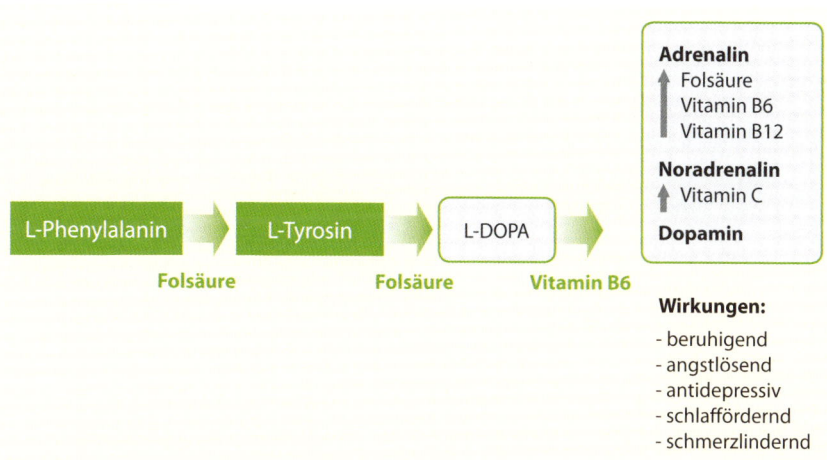

Die Katecholamine Dopamin, Noradrenalin und Adrenalin entstehen aus den Aminosäuren L-Phenylalanin und L-Tyrosin unter Mitwirkung von Vitamin B6, Vitamin B12, Folsäure und Vitamin C.

Antikörpern (Immunglobuline) und Trägern der Erbinformation (DNS mit den verschiedenen zugrunde liegenden Basen Adenin, Thymin, Zytosin, Guanin). Zusammen mit Fetten, Kohlenhydraten, Vitaminen, Spurenelementen und Mineralstoffen sind Aminosäuren außerdem Bausteine der Zellmembranen sowie Bestandteile des Blutserums und von Körpersekreten.

Die wichtigsten Aminosäuren, die an der Stressverarbeitung beteiligt sind

Arginin (semiessenziell)

Ist im Organismus zuständig für die Herstellung energiereicher Verbindungen. Arginin wirkt blutdrucksenkend und gefäßerweiternd und verbessert die zelluläre Immunantwort. Bei Stressbelastung besteht ein erhöhter Bedarf an Arginin.

Glycin (nicht essenziell)

Diese Substanz ist wichtig für die Synthese von Bestandteilen der DNA (Erbinformation), des Hämoglobins im Blut und von Kreatin, einem muskulären Energiespeicher. Im zentralen Nervensystem hat Glycin eine dämpfende Wirkung und es wirkt schlaffördernd und angstlösend.

Glutamin (nicht essenziell)

Diese Aminosäure zeichnet sich durch eine hohe Konzentration in den Muskelzellen aus. Bei Infektionen oder schweren Verletzungen sinkt die Konzentration sehr schnell ab. Glutamin wirkt antientzündlich und hat als Vorstufe des dämpfenden Neurotransmitters Gamma-Aminobuttersäure (GABA) eine schlaffördernde, angstlösende und konzentrationsfördernde Wirkung.

Lysin (essenziell)

Lysin ist wichtig für die Bildung von Kollagen und damit wichtig für die Bildung von Knorpel und Bindegewebe. Lysin steuert die Aufnahme von Kalzium in die Knochen. Lysin unterstützt das Immunsystem durch seine antivirale (z. B. Herpesinfektion oder Herpesreaktivierung) und antibakterielle Wirkung (Antikörperproduktion). Lysin unterstützt die Stresskompetenz und verbessert kognitive Funktionen.

Phenylalanin (essenziell)

Diese Aminosäure ist notwendig als Vorstufe der Aminosäure Tyrosin für die Synthese verschiedener Neurotransmitter sowie für die Katecholamine Dopamin, Noradrenalin und Adrenalin. Phenylalanin wirkt stimmungsaufhellend und schmerzstillend.

Tyrosin (nicht essenziell bzw. semiessenziell)

Als Vorstufe ist Tyrosin zuständig für die Synthese der Katecholamine Dopamin, Noradrenalin und Adrenalin. Tyrosin wird benötigt zum Aufbau des Schilddrüsenhormons Thyroxin und des Hautpigments Melanin. Tyrosin wirkt aufmunternd, beeinflusst die Stimmungslage und dämpft die Stressreaktion.

Wann kommt es zu Störungen?

Störungen entstehen, wenn der Organismus unterversorgt ist. Mit zunehmendem Alter haben wir einen höheren Bedarf an speziellen Aminosäuren und Mikronährstoffen. Beispielsweise können Erkrankungen der Leber oder der Nieren zu einer verminderten körpereigenen Synthese führen.

Ein vermehrter Verbrauch von Aminosäuren und Mikronährstoffen wie beispielsweise bei chronischem Stress sowie bei psychischer und körperlicher Überforderung über einen längeren Zeitraum führt ebenfalls zu Defiziten.

Weitere Ursachen sind Schichtarbeit, ein Übermaß an Genussmitteln wie Koffein, Alkohol oder Nikotin wie auch ein Zuviel an Sonne oder Leistungssport oder Vielfliegerei. Medikamente, Diagnostik oder Therapie mit radioaktiven Strahlen oder Substanzen sowie Zytostatika, die verantwortlich sind für die Bildung freier Radikale im Organismus (oxidativer Stress), verursachen durch einen erhöhten Bedarf ebenfalls Defizite.

Bestimmte Ernährungsformen, wie eine streng vegane Ernährung, begünstigen ebenfalls einen Mangel.

In welchen Situationen ist es empfehlenswert, Aminosäuren zuzuführen?

Aminosäuren kommen heute nicht nur im medizinischen Bereich zur Anwendung, sondern sind bereits im täglichen Leben selbstverständlich. Nicht nur in Apotheken, sondern auch in Supermärkten, Fitnessstudios und im Internet werden proteinhaltige Mischungen oder Eiweißpulver als Nahrungsergänzungen angeboten. Häufig mit dem Ziel des Muskelaufbaus, besonders im Kraft- und Ausdauersport. Die hier bevorzugten Aminosäuren sind Valin, Leucin und Isoleucin. Das Produktangebot ist riesig. In der Intensivmedizin und bei der Versorgung alter Menschen werden proteinhaltige Mischungen seit vielen Jahren als Nahrungsmittel eingesetzt.

Eine große Bedeutung haben Aminosäuren für verschiedene Gehirn-funktionen und bei der Weiterleitung von Impulsen. Dazu müssen sie die Blut-Hirn-Schranke überwinden. Diese Barriere wirkt wie ein Filter und sorgt dafür, dass alle Stoffe – außer Sauerstoff und Glukose – nur sehr langsam und in geringer Menge dieses Hindernis überwin-den können. So schützt sich das Gehirn davor, mit möglichen Schad-stoffen überschwemmt zu werden.

Grundsätzlich ist die Blut-Hirn-Schranke für alle Aminosäuren durchlässig, allerdings können gerade diejenigen Aminosäuren, die für die Gehirnfunktionen am wichtigsten sind, nur sehr langsam die Barriere überwinden. Proteinmischungen, die beispielsweise zum Muskelaufbau eingesetzt werden, sind für die Nervenfunktionen nur wenig wirksam. Deshalb sollten Aminosäuren, die zur Substitution bei kognitiven Schwächen oder Konzentrationsstörungen als Folge einer chronischen Belastung gegeben werden, entweder einzeln oder in ei-ner gezielten Kombination eingesetzt werden.

Aminosäuren bei stressvermittelten Störungen – was ist dabei zu beachten?

Je gezielter Aminosäuren bei stressbedingten Störungen eingesetzt werden, desto besser wirken sie. Eine Analyse der Stresshormone und Neurotransmitter vor Therapiebeginn ist bei der Auswahl der infrage kommenden Aminosäuren hilfreich.

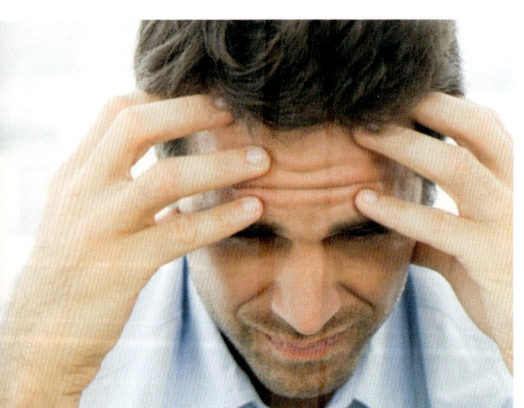

Bei der Einnahme von L-Tryp-tophan sollte mit der Einnahme abends begonnen werden, um gegebenenfalls einer verstärkten Müdigkeit tagsüber vorzubeu-gen.

Bei ärztlich verordneter Ein-nahme von Antidepressiva oder anderer Psychopharmaka emp-fiehlt sich bei der Umstellung auf L-Tryptophan oder 5-HPT, der

Vorstufe von Serotonin, anfänglich eine zurückhaltende Dosierung. Die Umstellung sollte nur unter ärztlicher Begleitung durchgeführt werden.

Tipp

▶ Bei übermäßiger Belastung, wie z. B. chronischem Stress, hat sich eine Kombination der Aminosäuren Phenylalanin, L-Tryptophan und Arginin zusammen mit B-Vitaminen bewährt.

▶ Stimmungsschwankungen lassen sich mit L-Tryptophan, Tyrosin und Lysin ausgleichen.

▶ Morgenmuffel kombinieren Glutamin und Tyrosin mit Rhodiola rosea, auch Rosenwurz genannt. Mehr dazu finden Sie auf Seite 95.

▶ Schlaffördernd ist die Kombination von L-Tryptophan, Glutamin und Glyzin.

Das Immunsystem –
die körpereigene Abwehr

Auf die vielfältigen feindlichen Angriffe von außen reagiert unser Immunsystem mit einer komplexen und fein abgestimmten Immunantwort.

Feinde, die unseren Organismus angreifen, um sich auf unsere Kosten zu vermehren und damit unserem Organismus Schaden zuzufügen, gilt es abzuwehren. Erinnert Sie das an das Thema Stress, das Sie bei den Reisevorbereitungen kennengelernt haben? Flucht oder Angriff? Diese Aufgabe übernimmt das Immunsystem, unser biologisches Abwehrsystem mit vielfältigen Strukturen und unterschiedlichen Ausprägungen. Das Immunsystem ist sozusagen der Schutzschild zur Abwehr von Krankheitserregern.

Die äußeren Feinde – angeführt von Viren – heißen Bakterien, Parasiten, Protozoen wie Malaria, Pilze, Würmer wie der Hundebandwurm Echinococcus, Keime oder belastende Schadstoffe. Weitere Feinde, die nicht von außen kommen, aber trotzdem unsere Abwehr schwächen, heißen chronischer Stress, Ängste, Unsicherheit, schlechter Schlaf. Aber auch Altern hat Auswirkungen auf unsere Abwehr, mit zunehmendem Alter lassen die Abwehrkräfte nach.

Erkennen – abwehren – schützen heißt die Strategie, Körperfremdes aber auch Körpereigenes. Ist das Immunsystem intakt und leistungsfähig, aktiviert es, je nach Angreifer, unterschiedlich spezialisierte Immunzellen, um die Bedrohung zu beseitigen.

Eine weitere Funktion ist der Schutz, die Toleranz gegenüber den eigenen Geweben und Organen. Der Fachbegriff dafür ist Autoimmuntoleranz. Entgleist das Abwehrsystem, geraten die Zellen des Immunsystems außer Kontrolle. Sie greifen jetzt den eigenen Körper an und zerstören gesundes Gewebe. Wir sprechen dann von autoimmunen Reaktionen. Gesunde Organe werden in ihrer Funktion gestört oder ganz ausgeschaltet. Die Folge sind Allergien und Autoimmunerkrankungen mit schweren, zum Teil lebensbedrohlichen Komplikationen wie z. B. rheumatoide Arthritis. Des Weiteren müssen alle Abwehrreaktionen so dosiert sein, dass keine allergischen (Über-) Reaktionen entstehen.

Zu guter Letzt entsorgt das Immunsystem infizierte, überalterte oder entartete Zellen aus dem Organismus.

Auf einen Blick – Die Akteure des Immunsystems

- ▶ Knochenmark: Bildung der weißen und roten Blutkörperchen.
- ▶ Thymusdrüse: Erkennung körpereigener/körperfremder Zellen; Bildung der T-Lymphozyten.
- ▶ Darm: direkte Verbindung zwischen Immunsystem und Darm.
- ▶ Milz: Vermehrung der weißen Blutkörperchen (Lymphozyten).
- ▶ Immunzellen.
- ▶ Das Kreislaufsystem ist zuständig für den Transport.
- ▶ Das Lymphsystem ist zuständig für die Entsorgung.
- ▶ Das Gehirn hat eine direkte Verbindung zum Immunsystem.

Barrieresysteme der Abwehr

Erste Barriere

Die erste Barriere der Abwehr sind Haut und Schleimhäute mit ihrer mechanischen und physiologischen Wirkung. Dazu gehören:

- ▶ Säureschutzmantel der Haut
- ▶ Nasenhaare
- ▶ Flimmerhärchen der Lunge
- ▶ Magensäure
- ▶ Darm (Darmflora)
- ▶ Harntrakt

Zweite Barriere

Die zweite Barriere ist die unspezifische Abwehr: die angeborene, unspezifische Immunität. Die unspezifische Abwehr ist ein hocheffizientes System zur schnellen Erkennung und Entsorgung von pathogenen Keimen. Angeborene oder erworbene Defekte sind selten. Elemente der zweiten Barriere:

▶ dendritische Zellen: zuständig für die primäre Immunantwort
▶ Killerzellen (NK-Zellen)
▶ Fresszellen: Phagozyten, Makrophagen, Monozyten sind zuständig für die Zerstörung eindringender Fremdstoffe, für die Phagozytose; weitere Wirkung: zytotoxisch, zellschädigend, d. h. direkte Bekämpfung der Erreger durch Zerstörung
▶ Mastzellen: entzündungsfördernde Substanzen wie Histamin
▶ basophile Granulozyten: zuständig bei Entzündungen und Allergien
▶ Komplementsystem: über 20 miteinander reagierende Eiweißstoffe, Killermoleküle

Dritte Barriere

Die dritte Barriere ist die spezifische Abwehr, die adaptive Immunität, die wir uns im Lauf des Lebens nach und nach aneignen. Zur spezifischen Abwehr gehören:

▶ T-Zellen: T-Lymphozyten, Anzahl 10^{12}; Ausreifung der Zellen im Thymus, gemeinsam mit den B-Lymphozyten erworbene adaptive Immunantwort
▶ B-Lymphozyten: zweite Säule der adaptiven Immunabwehr, bilden spezifische Antikörper und geben diese ins Blut ab
▶ Antikörperbildung (Immunglobuline)

Die Arbeitsweise des Immunsystems

Die unspezifische und die adaptive/spezifische Immunabwehr arbeiten eng zusammen. Das erworbene Immunsystem zeichnet sich durch Anpassungsfähigkeit gegenüber neuen oder veränderten Feinden (Krankheitserregern) aus. Nach einer Infektion ermöglichen spezifische Antikörper und Gedächtniszellen bei erneutem Kontakt mit dem Feind eine angemessene Antwort und setzen die entsprechende Abwehr in Gang.

Haut und Schleimhäute, die erste Barriere, sind Angriffen der Feinde hilflos ausgesetzt, wenn sie trocken sind. Deshalb ist es empfehlenswert, die Schleimhäute feucht zu halten. Ebenso wichtig ist es, genügend zu trinken. Der Urin sollte hell sein.

Auch Organe wie beispielsweise der Darm und die Nieren benötigen für eine einwandfreie Funktion genügend Flüssigkeit. Bei trockenen Schleimhäuten helfen Nasenspülungen, Inhalationen für den Nasenrachenraum, Salzpastillen zum Lutschen, ein Dampfbad statt Sauna oder – noch besser – ein Soledampfbad. Trockener Luft sind wir häufig ausgesetzt: im Winter durch die Raumheizung, im Sommer durch die Klimaanlagen. Flugreisende sind bei jedem Flug betroffen, denn die Luft in Flugzeugkabinen ist extrem trocken.

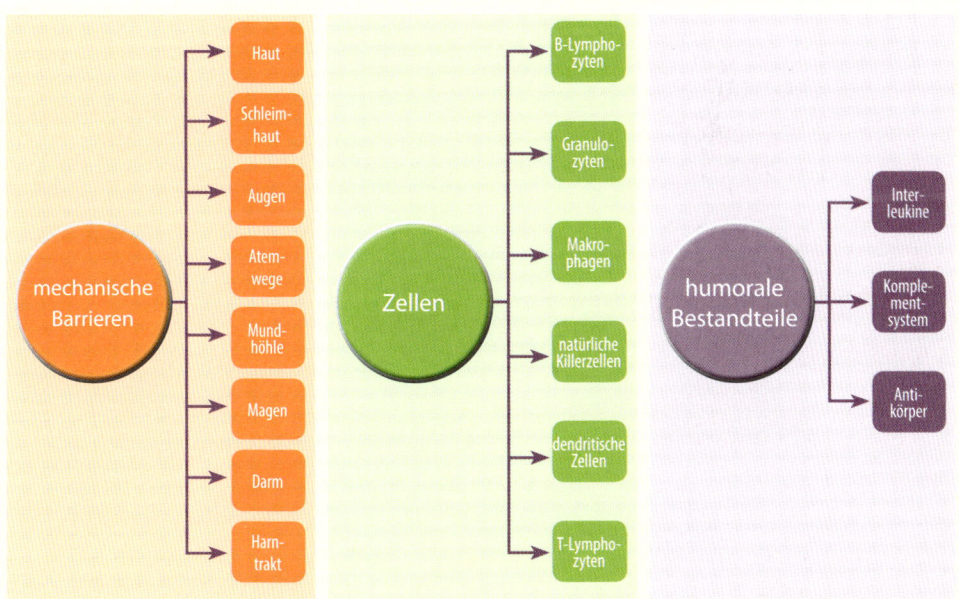

Bestandteile des Immunsystems.

Der Abwehrkampf – die Immunantwort

Haben Feinde die mechanischen Barrieren überwunden, entdecken Fresszellen (Makrophagen) im Blut den Feind und machen ihn unschädlich. Gelingt ihnen das nicht, werden T-Helfer-Lymphozyten zuhilfe gerufen, die ihrerseits die Nachricht an B-Lymphozyten weitergeben. Diese B-Lymphozyten produzieren Antikörper, die der Oberflächenstruktur des Feindes, den Antigenen, entsprechen. Es kommt zur Bildung von Antigen-Antikörper-Komplexen, die in dieser Form von den Phagozyten entsorgt werden können.

Was spielt noch eine Rolle? Die Virulenz des Feindes, der Zustand des Organismus und des Immunsystems, Immunisierung durch Impfung. So muss eine Erkältung nicht unbedingt ausbrechen und sie kann bzw. weniger schwer oder heftig verlaufen.

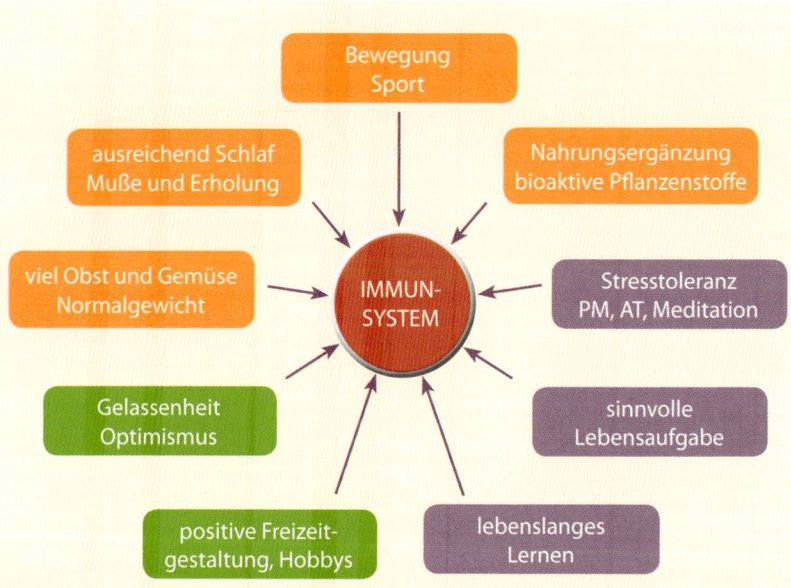

Positive Einflüsse auf das Immunsystem. Orange: körperlicher Bereich, grün: psychischer Bereich, lila: geistiger/intellektueller Bereich; PM: progressive Muskelentspannung (nach Jakobson), AT: Autogenes Training.

Mit zunehmendem Alter nimmt die Anfälligkeit des Organismus gegenüber Krankheiten zu, man spricht von Immunseneszenz. Es werden weniger B- und T- Lymphozyten in der Thymusdrüse gebildet, die Abwehrzellen sind müde vom Kampf und weniger aktiv, das Immunsystem schwächelt. Die Folge davon: Reaktivierung längst überstandener Infektionen, sogenannter latenter Infektionen wie Varizellen, Herpes-Viren (Gürtelrose), Mykobakterien (Tuberkulose), Papillomaviren (Warzen, Tumoren der Haut), Chlamydien (Atemwegsinfektionen), das Infektionsrisiko und das Krebsrisiko nehmen zu.

Immunkompetenz

Genügt das Immunsystem allen Anforderungen, spricht man von Immunkompetenz. Als Grundlage gelten ausgewogene Ernährung, regelmäßige Bewegung, am besten Ausdauertraining, ausreichend Schlaf, positive Freizeitgestaltung, abwechslungsreiche Ferien, ein stärkendes soziales Umfeld, Stressbewältigung und Stressabbau.

Eine ausgewogene Ernährung sollte alle Stoffe, die der Organismus benötigt, um gesund und immunstark zu bleiben, zur Verfügung stellen. Da dies heute nicht immer möglich ist, empfiehlt es sich, Defizite bei Eisen, Zink, Selen oder Vitamin D auszugleichen. Bewahren Sie sich dabei jedoch eine gesunde Portion Skepsis: Nicht alle Angebote halten das, was sie versprechen. Auch Fasten sollte nicht in Erwägung gezogen werden, denn Fasten bedeutet für den Organismus Stress, der wiederum das Immunsystem schwächt. Maßvolle und gezielte Gewichtsabnahme bei Übergewicht – ja!

In der Abbildung links ist dargestellt, was unser Immunsystem stärkt.

Störungen und Erkrankungen des Immunsystems

Auch ein Immunsystem kann sich irren. Wie bei jedem anderen biologischen System können sich Fehler einschleichen. So kann die Fähigkeit abnehmen, auf Feinde angemessen zu reagieren, die Immunantwort fällt schwach oder ganz aus. Oder die Immunantwort ist überschießend, die Zellen können maligne entarten und eine Krebserkrankung auslösen. Oder sich sogar gegen den Organismus selbst richten (Autoimmunität, Allergien). Depressive Störungen, wie sie beim Burn-out auftreten können, Überbelastung, Ängste oder traumatische Belastungen haben ebenfalls einen störenden Einfluss auf die Funktion des Immunsystems.

Auf einen Blick – Was schädigt das Immunsystem?

- ▶ Stress – chronischer Stress
- ▶ Alkohol
- ▶ Nikotin
- ▶ einseitige Ernährung
- ▶ Mangelernährung
- ▶ Schlafstörungen
- ▶ chronische Erkrankungen
- ▶ Drogenmissbrauch
- ▶ ionisierende Strahlen
- ▶ Auskühlung oder Unterkühlung über längere Zeit
- ▶ Umweltgifte
- ▶ Hochleistungssport

Die positive Nachricht zum Schluss: Das Immunsystem lernt ein Leben lang, die positiven Faktoren sind in der Abbildung auf Seite 46 aufgeführt. Und dadurch lernt Ihr Immunsystem ein Leben lang und hält Sie gesund.

Und jetzt stehen wir wieder am Ausgangspunkt unserer Reise bzw. bei unseren Reisevorbereitungen: Stress ist für unser Überleben notwendig. Cortisol, das wichtigste Stresshormon, beeinflusst auch unser Immunsystem. Müdigkeit im Überlebenskampf wäre hinderlich – wir wollen fliehen oder angreifen, um zu überleben. Bedrohen uns aber Feinde, die von außen in uns eingedrungen sind, werden wir krank. Wir sind müde, fühlen uns schlapp, können uns schlecht konzentrieren, haben keinen Appetit und auch keine Lust auf tiefschürfende Gespräche oder Konfliktlösungen.

Ein typisches Krankheitsverhalten, das bereits durch eine harmlose Erkältung hervorgerufen wird. „Sickness behavior" heißt dieses Phänomen in der Fachsprache. Verantwortlich dafür sind unsere Zytokine, die nicht nur unsere körpereigene Abwehr koordinieren, sondern auch dafür sorgen, dass wir im Krankheitsfall Ruhe geben.

Und, so werden Sie sich jetzt fragen: Was hat chronischer Stress damit zu tun? Das, und wie Zytokine bei der Stressbewältigung helfen, erfahren Sie auf unserer ersten Reiseetappe: chronischer Stress und seine Folgen.

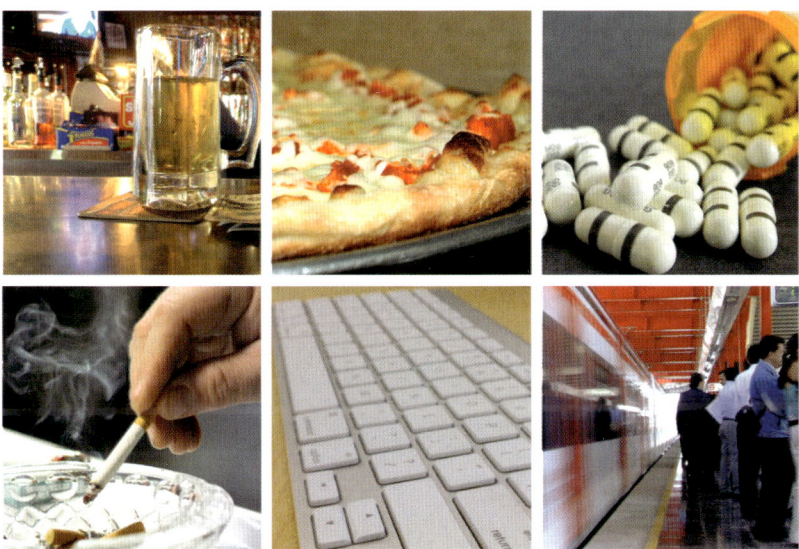

Die tägliche Zufuhr von Vitamin D (entzündungshemmend), von Selen (50 bis 200 µg) und Zink (10 bis 20 µg) sowie so viel frische Luft und Bewegung wie möglich sorgen für ein gut funktionierendes Immunsystem. Selen und Zink sind beispielsweise in Nüssen und Innereien enthalten. Siehe dazu auch Abschnitt Spurenelemente ab Seite 157.

Expertenwissen

Zytokine und Entzündung – die Botenstoffe des Immunsystems

Zytokine sind Proteine (Eiweißkörper), die das Wachstum und die Differenzierung von Zellen einleiten oder regulieren. Zytokine haben eine Besonderheit: Sie besitzen eine autokrine, parakrine und endokrine Wirkung, d. h. sie wirken entweder auf die Zelle selbst, die Zellen der Umgebung oder über das Blut auf entferntere Zellen, und verfügen damit über unendliche Kompensationsmechanismen.

Zu den Zytokinen gehören Interferone, Interleukine, koloniestimulierende Faktoren, Tumornekrosefaktoren, Chemokine. Sie spielen als Mediatoren eine wichtige Rolle bei immunologischen Reaktionen. Ein Zuviel an Zytokinen kann eine Überreaktion des Immunsystems bis hin zum anaphylaktischen Schock hervorrufen.

Über die Zytokine ist das Immunsystem unmittelbar an der Stressantwort beteiligt. Essenzieller Bestandteil jeder Stressreaktion ist eine zeitlich begrenzte Entzündungsreaktion (IRS – immune response system). Beteiligt sind proinflammatorische Zytokine wie TNF-alpha, Interleukin-1beta, Interleukin-6 oder Interferon-gamma; zelluläre Immunfunktionen wie die T-Zell- und NK-Zellaktivität werden blockiert.

► Interferone veranlassen andere Zellen des Immunsystems, Stoffe zu bilden, die in den Organismus eingedrungene Feinde abwehren, z. B. Viren.

► Interleukine sind für die Kommunikation der Abwehrzellen untereinander zuständig, Interleukine lösen Fieber, also eine Entzündungsreaktion aus und sorgen dafür, dass das entzündete Gewebe besser durchblutet und damit die schädigenden Abbauprodukte besser und schneller entsorgt werden können.

Expertenwissen

► TNF-alpha, der Tumornekrosefaktor, ist für den Zelltod entarteter Zellen verantwortlich und steuert so die Ausschüttung weiterer Zytokine. Seine Hauptmerkmale: Tumor, Rubor, Dolor – Schwellung, Rötung, Schmerz.

Proinflammatorische Zytokine sorgen dafür, dass der eingedrungene Feind vernichtet und entsorgt wird. Aber das System muss sich auch wieder beruhigen. Diesen Part übernehmen antiinflammatorische Zytokine, die die Entzündungsreaktion wieder abschwächen und schließlich beenden. Entzündungsfördernde und entzündungshemmende Botenstoffe sorgen gemeinsam für eine Balance des Immunsystems.

Zytokine beeinflussen außerdem im Gehirn die Ausschüttung von Neurotransmittern und damit die Aktivität in bestimmten Hirnregionen.

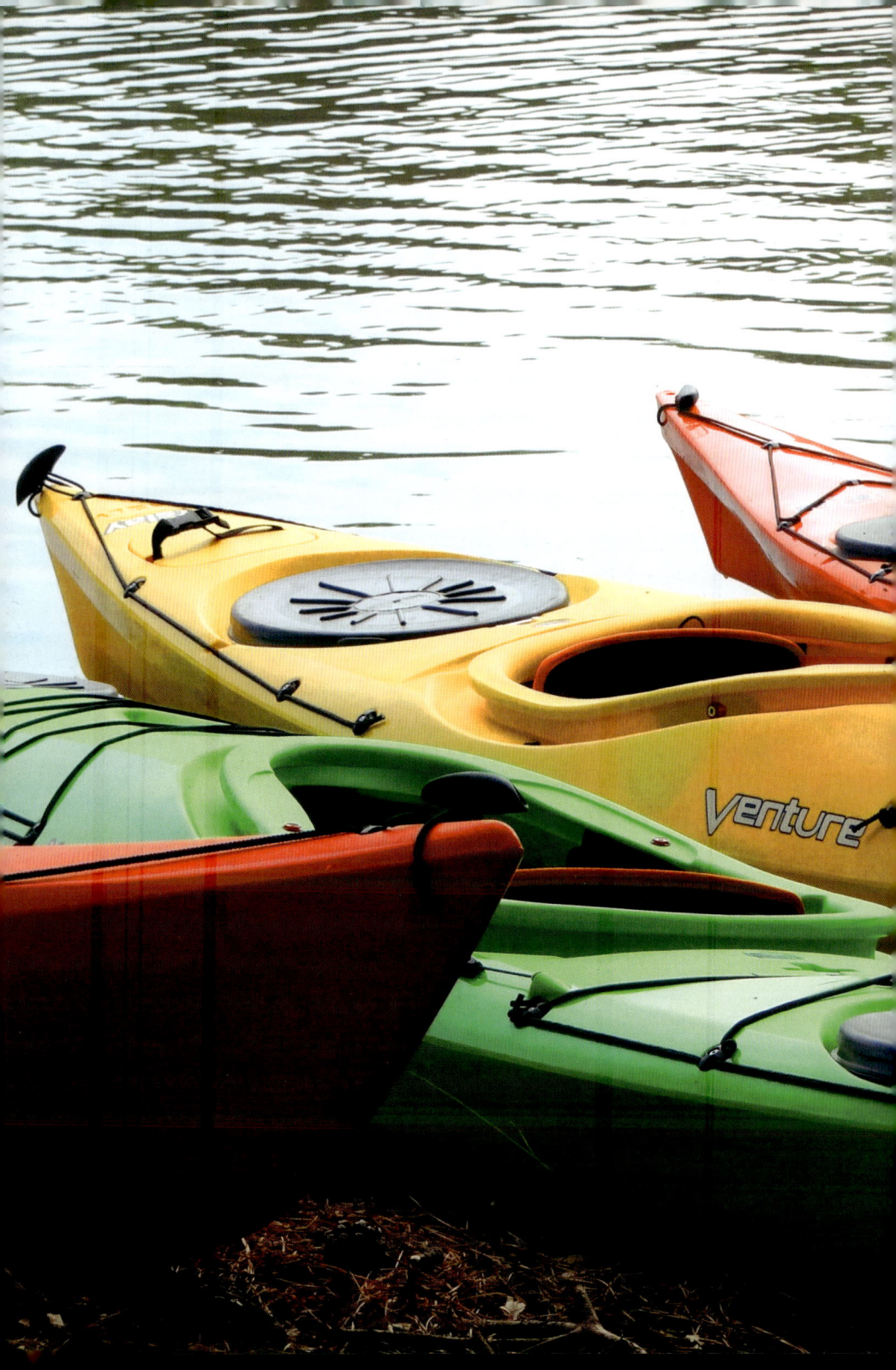

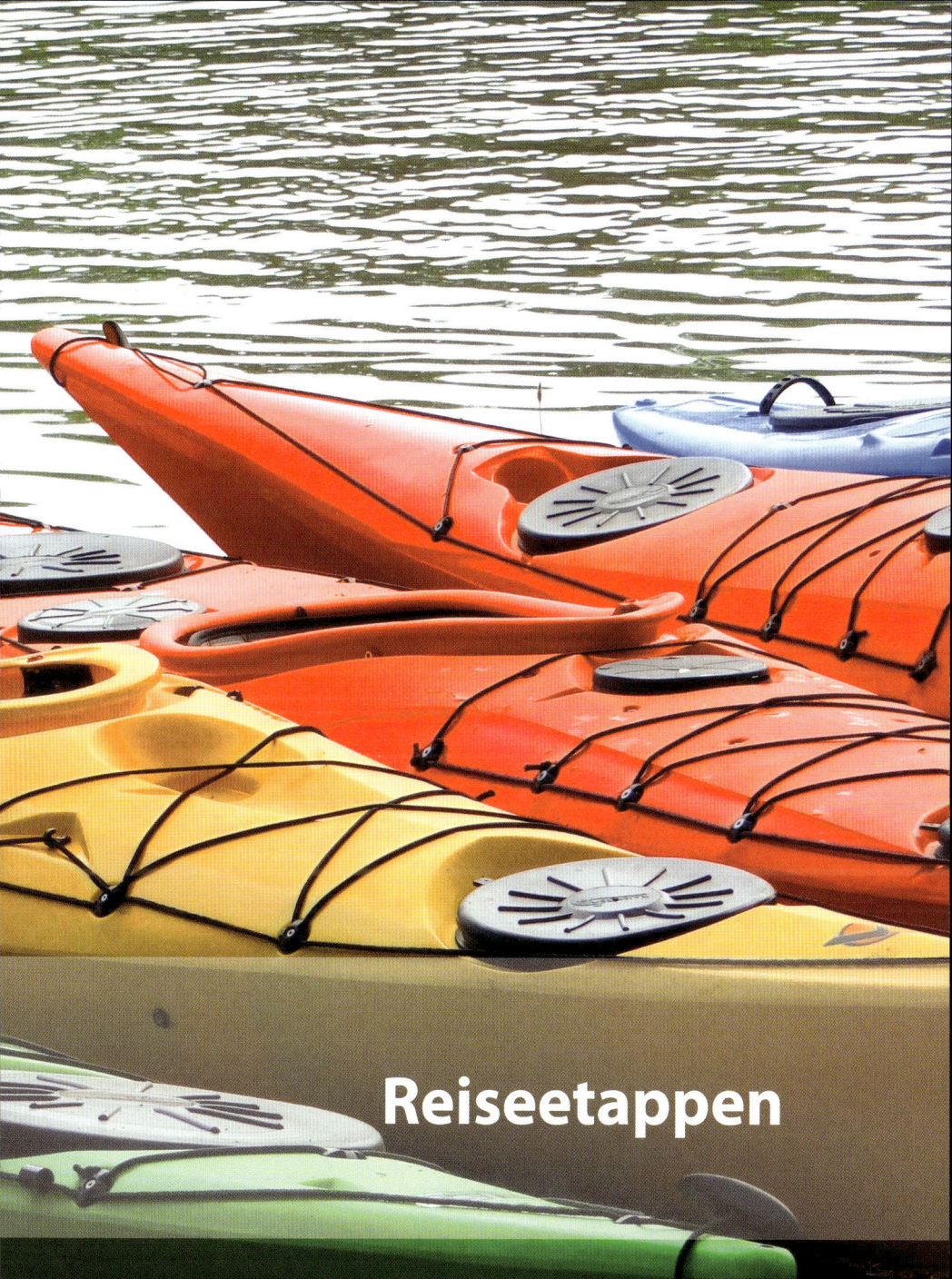

Reiseetappen

Chronischer Stress und seine Folgen

Die Folgen einer chronischen Stressbelastung: Burn-out, Schlafstörungen, Konzentrations-störungen, depressive Verstimmungen.

Nicht Stress, sondern chronischer Stress macht krank. Waren es früher Magenbeschwerden, so dominieren heute Rückenschmerzen. Die Ur-sachen von Dauerstress, Leistungs-druck, Prüfungen, Mobbing, anhal-tenden Konflikten im Berufsleben und im sozialen Umfeld, um nur einige zu nennen, halten unseren Or-ganismus in ständiger Alarmbereitschaft und lassen uns nicht zur Ruhe kommen. Individuell unterschiedlich kann jede Art von psychischer, mentaler oder körperlicher Belastung zu Störungen führen.

Die Folgen für Körper, Geist und Psyche

Magenbeschwerden oder Rückenschmerzen sind nichts anderes als ein Zeichen unseres Körpers, dass etwas aus dem Ruder gelaufen ist. Warnsignale einer dauerhaften Stressbelastung entsprechen dem Zeitgeist. Wir nehmen sie oft nicht ernst. Dazu zählen:

- ► Konzentrationsstörungen
- ► unklare Schmerzzustände
- ► Stimmungsschwankungen
- ► Schlafstörungen
- ► Kopfschmerzen
- ► Verdauungsprobleme
- ► Gewichtsprobleme
- ► Sexualstörungen

Kommt es heftiger, sollten uns zum Nachdenken anregen:
- ► Tinnitus
- ► Reizdarm
- ► Angststörungen
- ► Panik bis hin zu Panikattacken
- ► Erschöpfungszustände bis zum Burn-out

Nachdenken, um Antworten zu finden auf Fragen wie: Was lässt mich nicht schlafen? Was kann, was will ich nicht mehr hören? Was bringt mich auf die Palme? Warum nehme ich mir alles zu Herzen?

Test: Wie gut ist meine körperliche Belastbarkeit?

	Ja	Nein
Wenn ich Treppen steige, werde ich kurzatmig. Ich muss zwischendurch stehenbleiben, um durchzuatmen.	☐	☐
Treppensteigen strengt mich mehr an als früher, ich brauche länger, bis ich mich davon erhole.	☐	☐
Nach einer kurzen körperlichen Anstrengung fühle ich mich schlapp.	☐	☐
Ich leide unter Muskelverspannungen.	☐	☐
Nach 30 Minuten Sport, z. B. Tennis, bin ich außer Atem.	☐	☐
Wenn ich mich einmal sportlich betätige, habe ich danach oft tagelang Muskelkater.	☐	☐
Am Ende eines Arbeitstages bin ich meistens so erschöpft, dass mir die Energie fehlt, noch etwas zu unternehmen.	☐	☐
Ich bin häufig müde.	☐	☐
Ich bin häufig gereizt, manchmal auch aggressiv.	☐	☐
Das Verhalten meines Körpers bei körperlichen Anstrengungen (starkes Herzklopfen) beängstigt mich.	☐	☐

Auswertung: Wenn Sie alle Fragen mit Nein beantworten, ist Ihre körperliche Fitness ausgezeichnet. Sorgen Sie dafür, dass das so bleibt. Jede Frage, die Sie mit Ja beantworten, ist ein Grund, möglichst schnell etwas für Ihre körperliche Fitness zu tun. Vorschläge, wie Sie in Bewegung kommen, finden Sie im Kapitel „Bewegung".

Merkmale von Erschöpfung

Merkmale **körperlicher** Erschöpfung

- ► chronische Müdigkeit
- ► Energiemangel, Antriebsschwäche
- ► Verspannungen der Hals- und Schultermuskulatur
- ► Rückenschmerzen
- ► Schlafstörungen
- ► Albträume
- ► Infektanfälligkeit
- ► zunehmender „Drogenkonsum"
- ► veränderte Essgewohnheiten
- ► Änderung des Körpergewichts

Merkmale **emotionaler** Erschöpfung

- ► Lustlosigkeit
- ► Niedergeschlagenheit
- ► Ernüchterung
- ► Hilflosigkeit
- ► Hoffnungslosigkeit
- ► Vereinsamung
- ► Versagen der Kontrollmechanismen gegenüber Emotionen

Merkmale **geistiger** Erschöpfung

- ► negative Einstellung zur Arbeit – zu sich selbst – zum Leben
- ► Verlust der Selbstachtung
- ► Gefühl der Minderwertigkeit
- ► Gefühl der Unzulänglichkeit
- ► zunehmender Zynismus und Aggressivität
- ► Verlust sozialer Kontakte

Doch wie gehen wir damit um? Wir ignorieren die Zeichen, die der Körper uns gibt, und sehen die Beschwerden als normal an. Bis schwerwiegende Erkrankungen wie Bluthochdruck mit seinen Folgen für Herz und Kreislauf bis hin zum Herzinfarkt oder reaktivierte

Infektionen weit zurückliegender Erkrankungen, wie zum Beispiel Eppstein-Barr-Virus, zum Innehalten zwingen. Im Vertrauen auf die Segnungen der modernen Apparatemedizin, die es schon richten wird, machen wir – wie gewohnt – weiter. Ob wir gesund bleiben oder krank werden, die Verantwortung dafür liegt zum überwiegenden Teil bei uns selbst. Denn weniger als 10 % aller Erkrankungen sind genetisch bedingt. Der Rest? Lifestyle – zu viel oder zu wenig.

Ängste, Angststörungen bis hin zu Panikattacken sind nichts anderes als Zeichen, die uns zur Vorsicht mahnen und uns Zurückhaltung aufzwingen, um uns so am weiteren „Angreifen" zu hindern. Jede Veränderung löst Ängste (Stress) aus.

Bei der Frage, warum chronischer Stress krank macht, begegnen wir wieder den Zytokinen, den Mediatoren des Immunsystems. Erinnern Sie sich? Zytokine, die Botenstoffe des Immunsystems, die sich ambivalent verhalten. Beim akuten Stress unterstützen Zytokine das Immunsystem, damit wir nicht krank werden.

Gestresste Menschen, und das ist wissenschaftlich nachgewiesen, produzieren mehr Zytokine. Chronische Belastung löst über die Zytokine, die verantwortlich für die Entzündungsreaktion der Immunabwehr sind, überbordende Entzündungsreaktionen aus – vergleichbar einem dauerhaften Entzündungssturm – und so können diese Substanzen an der Entstehung von Burn-out und Depressionen beteiligt sein.

Bereits um 1900 tauchte ein Krankheitsbild – ähnlich unserem Burn-out-Phänomen heute – einer psychischen Erkrankung auf, die Neurasthenie, eine Nervenschwäche. Daneben entwickelte sich eine neue Disziplin: die Psychosomatik. Vielleicht ist das der Grund, warum die Medizin heute Erschöpfungszustände den psychischen Erkrankungen zuordnet.

Tipp

Natur heilt. Suchen Sie die Entspannung, die zu Ihnen passt: Radfahren, Wandern, Angeln, Yoga, Meditation, Progressive Muskelentspannung, Autogenes Training.

Expertenwissen

Wenn die Abwehr krank macht – das ambivalente Verhalten der Zytokine

Akuter Stress: Kurzzeiteffekte auf das Immunsystem

Neurone und Gliazellen (Stützgewebe des Nervensystems)

- ▶ Vermehrung von Gliazellen – Astrozyten (Makroglia), Oligodendrozyten, Hortega-Zellen (Mikroglia)
- ▶ Neuroprotektion (Schutz des Nervengewebes)
- ▶ BDNF/NGF-Aktivierung (brain-derived neurotropic factor und nerve growth factor – beide unterstützen die Lebenszeit der Nerven und verbessern Wachstum und Neubildung von Neuronen und Synapsen; BDNF ist wichtig für das Langzeitgedächtnis)
- ▶ Stimulation der Neurogenese (Neubildung der Nervenbestandteile)
- ▶ Hemmung der Apoptose (durch Immunzellen angeregte Zellabtötung)

Neurotransmitter und Stresshormone

- ▶ Temperaturanstieg
- ▶ Induktion von Katecholaminen, Serotonin, GABA, Azetylcholin, NO (Stickoxid)
- ▶ verbesserte Wahrnehmung
- ▶ Steigerung der Aufmerksamkeit
- ▶ Steigerung der Reaktionsgeschwindigkeit
- ▶ Zunahme der Koordinationsfähigkeit
- ▶ Steigerung der Gedächtnisleistung

Verhalten

- ▶ Müdigkeit
- ▶ Appetitlosigkeit

Expertenwissen

Chronischer Stress: Langzeiteffekte auf das Immunsystem

Neurone und Gliazellen (Stützgewebe des Nervensystems)

- ▶ Hemmung der Vermehrung von Gliazellen und Neuronen
- ▶ Zunahme der Neurotoxizität
- ▶ verstärkte Aktivierung der Apoptose (durch Immunzellen angeregte Zellabtötung)
- ▶ Entzündung Nervengewebe
- ▶ Atrophie (Gewebeschwund durch Minderversorgung des Nervengewebes)
- ▶ Amyloidbildung (Alzheimer)

Neurotransmitter und Stresshormone

- ▶ Hemmung der Synthese von Serotonin, Noradrenalin, Azetylcholin
- ▶ übermäßige Cortisolausschüttung
- ▶ Zunahme oxidativer Stress
- ▶ Krankheitsgefühl
- ▶ Gewichtsabnahme bis zur Anorexie
- ▶ Störung der Gedächtnisleistung
- ▶ Abnahme der Koordinationsfähigkeit
- ▶ Verlangsamung aller motorischer und kognitiver Funktionen

Verhalten

- ▶ Schlafstörungen
- ▶ Ängste bis hin zu Panikattacken
- ▶ depressive Verstimmungen
- ▶ Depressionen
- ▶ Psychosen
- ▶ Libidoverlust

Burn-out – Erschöpfung oder psychische Erkrankung?

„Ausgebrannt" – körperlich, psychisch, geistig und sozial erschöpft.

Burn-out wird zum Modebegriff. Habe ich früher meinen Nachbarn gefragt, wie es ihm geht, hat er geantwortet: Ich habe Stress. Frage ich ihn heute, sagt er: Ich habe Burn-out.

Zugegeben, die Belastungen – beruflich wie privat – haben zugenommen. Anhaltende Müdigkeit tagsüber, Konzentrationsstörungen, Schlafstörungen, fehlende Motivation – oft verbunden mit Ängsten bis hin zu Panikattacken oder depressiven Verstimmungen sind die Folgen. Sind wir deshalb alle psychisch krank? Nein, nicht alle, aber über 40 % aller berufstätigen Arbeitnehmer. Dies sagte eine Analyse der Techniker-Krankenkasse im vergangenen Jahr, begründet durch Krankschreibungen, Verordnung von Psychopharmaka und frühzeitigen Verrentungen.

Burn-out ist keine Erkrankung im medizinischen Sinn. Störungen wie Müdigkeit, Erschöpfung, Schmerzen, Ängste oder sogenannte reaktive Depressionen wurden bis vor Kurzem von der Schulmedizin nur als Begleitsymptome organischer Krankheiten wahrgenommen.

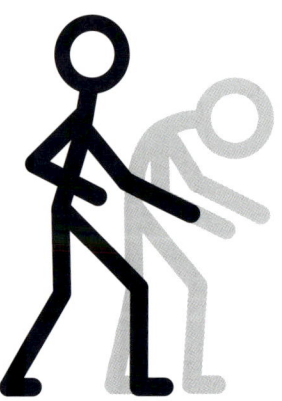

Das Phänomen der emotional-kognitiven Erschöpfung wurde unter der Bezeichnung „Burn out" bereits in den 70er-Jahren des vergangenen Jahrhunderts beschrieben. Zunächst galt der Begriff Burn-out-Syndrom als typisch für Menschen in Sozial- und Pflegeberufen, die sich, wie sie selbst sagen, für andere total verausgabt haben (Helfer-Syndrom). Heute ist das Burn-out-Syndrom in allen Berufen anzutreffen, gehäuft bei Ärzten, Anwälten, Lehrern, Führungskräften und Arbeitnehmern quer durch alle Berufsgruppen, Einsatzkräften der Polizei und Feuerwehr, aber auch bei Hausfrauen und Müttern.

Erschöpfung – körperliche, emotionale, mentale und soziale Erschöpfung – und nur so wird Burn-out definiert – entsteht aus chronischer Überforderung.

Durch ständige geistige, körperliche und emotionale Belastungen, mit einem Wort, den Alltagsstress: Zeitdruck über lange Zeiträume, Ärger und Konflikte, unklare Rollendefinition in Beruf, Familie und im sozialen Umfeld, zu wenig Anerkennung, zu wenig sachliche und emotionale Unterstützung.

Auf einen Blick – Burn-out-Erschöpfung

Wer professionell arbeitet, ist am Ende eines langen Arbeitstages vielleicht müde, aber nicht erschöpft und ausgelaugt. Burn-out-Erschöpfung bedeutet dagegen:

► körperlich – „Ich kann nicht mehr!"
► psychisch – „Nichts freut mich mehr!"
► geistig – „Mir fällt nichts mehr ein!"
► sozial – „Ich ziehe mich zurück!"

Eine Entwicklung, die schleichend mit diskreten Symptomen wie unklaren Schmerzen oder Antriebsschwäche beginnt, kann sich in einer Abwärtsspirale bis zum Vollbild der totalen Erschöpfung körperlicher und seelischer Reserven hinziehen.

Der lange Weg in die totale Erschöpfung

Beteiligt sind hormonelle, neuroendokrinologische und immunologische Mechanismen, die wie ein Netzwerk untereinander verknüpft und fein aufeinander abgestimmt sind. Wird die Regulation des Netzwerks durch chronische Belastung gestört, kann sich ein Burn-out-Syndrom entwickeln. Durch eine Untersuchung der Neurostresshormone – im Speichel und Urin – können Dauerstress, Depressionen und eine Burn-out-Gefährdung nachgewiesen werden.

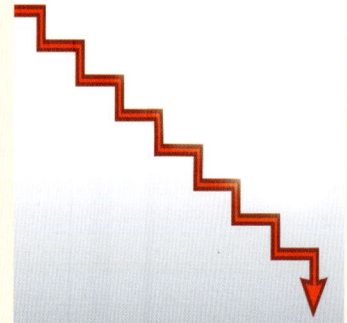

1   Sie wollen sich beweisen.

2   Sie vernachlässigen Ihre eigenen Bedürfnisse.

3   Sie missachten die Warnsignale Ihres Körpers.

4   Sie greifen zu Drogen.

5   Sie verändern sich in Ihrer Persönlichkeit.

6   Sie funktionieren nur noch.

7   Sie sind ausgebrannt und krank.

Der lange Weg in die totale Erschöpfung.

Mein Burn-out-Check

Bin ich Burn-out gefährdet? Schätzen Sie sich selbst ein.

Beantworten Sie jede Frage möglichst spontan. Beschreibt die Aussage mein derzeitiges Befinden, und wenn ja, in welchem Ausmaß trifft sie für mich zu?

1 = trifft gar nicht zu
2 = trifft nur selten zu
3 = trifft manchmal zu
4 = trifft häufig zu
5 = trifft fast immer zu

	Punktezahl
Körper	
Ich werde schnell müde und kann mich schlecht entspannen.	
Selbst kleinere körperliche Anstrengungen fallen mir schwer.	
Mich plagen Kopf- und Nackenschmerzen bzw. Kreuz- und Rückenschmerzen.	
Ich fühle mich an Wochenenden ausgelaugt und erschöpft.	
Ich leide unter Magen-Darm-Beschwerden.	
Ich kann schlecht ein- und durchschlafen. Ich wache morgens wie zerschlagen auf, das Aufstehen fällt mir zunehmend schwerer.	
Ich bin oft erkältet – auch im Urlaub oder an Feiertagen.	
Ich habe weniger sexuelles Verlangen als früher.	
Oft habe ich Heißhunger auf Süßes und esse zu schnell.	
Ich spüre Schmerzen in der Brust oder Herzklopfen.	
Zwischensumme Körper	
Psyche	
Ich bin angespannt, unausgeglichen und innerlich unruhig.	
Ich bin starken Stimmungsschwankungen unterworfen.	
Über Enttäuschungen komme ich schlecht hinweg.	
Ich habe keine Lust und Kraft mehr zu Aktivitäten, die mir früher Freude gemacht haben.	
Ich möchte immer häufiger allein sein. Ich ziehe mich mehr und mehr von Freunden, Partner und Familie zurück.	
Ich will es immer allen recht machen, kann schlecht Nein sagen.	
Ich bin ängstlich und habe immer weniger Selbstvertrauen.	
Ich fühle mich leer und antriebslos.	
Ich habe sehr hohe Erwartungen an mich und an andere.	
Was ich auch mache, es ändert sich sowieso nichts.	
Zwischensumme Psyche	

Geist	
Ich fühle mich fremdbestimmt und gehetzt wie ein Hamster im Rad.	
Ich habe keine Energie mehr, mich mehr als notwendig zu engagieren.	
Ich kann mich nicht mehr gut auf eine Sache konzentrieren, in der letzten Zeit unterlaufen mir oft Fehler.	
Ich bin nicht mehr fähig, Probleme oder Situationen distanziert zu betrachten, verliere oft den Überblick.	
Ich sehe für mich keine Perspektiven mehr, habe Zweifel an der Sinnhaftigkeit meines Tuns.	
Meine Kreativität und Phantasie sind verschüttet.	
Mir wächst alles über den Kopf, ich habe zu viel in zu geringer Zeit zu tun.	
Ich bin zunehmend geräusch- und lärmempfindlich.	
In der letzten Zeit bekomme ich immer weniger Anerkennung, ich fühle mich ungerecht behandelt.	
Ich empfinde einen Widerwillen gegen meine/n Arbeit/Beruf.	
Zwischensumme Geist	
Gesamtsumme	

Auswertung: Sie können insgesamt 150 Punkte erreichen. Die Gesamtsumme zeigt Ihnen, ob Sie derzeit „nur gestresst", Burn-out gefährdet oder bereits ausgebrannt sind.

Ergebnis bis 40 Punkte: Körper, Geist und Psyche sind im Gleichgewicht. Sie fühlen sich körperlich gesund und sind den Anforderungen, die das Leben an Sie stellt, gewachsen.

Mit den Belastungen und Herausforderungen des Alltags gehen Sie gelassen und eigenverantwortlich um. Ein ausgeglichenes Verhältnis von Arbeit und Privatleben schafft Ihnen die notwendigen Freiräume und sichert persönliche Weiterentwicklung. Weiter so – aber wachsam bleiben!

Ergebnis bis 90 Punkte: Sie leiden bereits unter den Belastungen des Alltags und sind anfällig für das Burn-out-Syndrom. Je näher Sie der 90-Punkte-Grenze kommen, desto größer ist die Gefahr, dass Sie tatsächlich ausbrennen. Sie stehen bereits unter erheblicher körperlicher und geistig-seelischer Daueranspannung.

Das können Sie tun: Nehmen Sie den Fuß vom Gaspedal, verlangen Sie weniger von sich und hetzen Sie nicht länger unerreichbaren Zielen hinterher. Achten Sie mehr auf Ihre eigenen Bedürfnisse. Nehmen Sie die warnenden Signale von Körper, Psyche und Geist wie Tinnitus, hoher Blutdruck, Konzentrationsstörungen, Motivationsverlust ernst. Scheuen Sie sich nicht, für die von Ihnen notwendig erachteten Veränderungen auch professionelle Hilfe anzunehmen.

Ergebnis über 90 Punkte: Sie sind in hohem Maß Burn-out gefährdet oder bereits in einem akuten Burn-out-Zustand. Es besteht dringender Handlungsbedarf, wenn Sie Ihre körperliche und geistig-seelische Gesundheit nicht dauerhaft schädigen wollen.

Der Körper lügt nicht! Ihre körperlichen Symptome sind Warnsignale und Alarmrufe der Psyche, die wir gern überhören, die Sie aber unbedingt ernst nehmen müssen. Alarmsignale, die zu einer Änderung Ihrer Lebensweise und einer Überprüfung Ihrer derzeitigen Lebensprioritäten aufrufen.

Planen Sie möglichst bald eine Auszeit ein, z. B. ein Sabbatical. Aus der Distanz fällt es Ihnen leichter, die Prioritäten des Lebens neu zu ordnen und damit zu einer ausgewogenen Balance von Anspannung und Entspannung im Beruf und im Privatleben zurückfinden. Nutzen Sie Ihre Kreativität für Veränderungen. Ein erfahrener Therapeut kann Ihnen auf dem Weg zurück behilflich sein. Machen Sie sich keine Vorwürfe. Gehen Sie achtsam mit sich um. Denken Sie mehr an sich und nicht an die Erwartungen anderer. Erlauben Sie sich wieder Dinge zu tun, die Ihnen Spaß machen, die Ihnen Lebensfreude und Lebenskraft geben. Suchen Sie nach Verbündeten, mit denen Sie diesen Weg gemeinsam gestalten können.

Vorbeugen ist besser als heilen – die ganzheitliche Balance

Aktive Lebensführung ist der Schlüssel zum Erfolg für einen erfolgreichen Umgang mit Stress und Belastungssituationen. Handeln und Empfinden sind das Ergebnis eines komplexen Zusammenspiels körperlicher, psychischer und geistiger Faktoren.

Körperliche Faktoren

Der Körper lügt nicht. Symptome wie Kopfschmerzen, Müdigkeit, Tinnitus, hoher Blutdruck, aber auch Konzentrationsstörungen oder Ängste sind als Signale zu verstehen, als Aufforderung, bewusst und achtsam mit dem Körper umzugehen und die zur Verfügung stehenden Ressourcen so ökonomisch wie möglich einzusetzen. Zu wenig Bewegung, falsche Essgewohnheiten, Übergewicht, ein Zuviel an Alkohol oder Nikotin, Abhängigkeit von Medikamenten oder Drogen sind auf Dauer riskant für die Gesundheit. Was können Sie tun?

▶ Durch bewusste Ernährung und regelmäßiges körperliches Training gesundheitlichen Schäden vorbeugen und verloren gegangene Fitness wieder gewinnen.

▶ Für ausreichend Schlaf sorgen.

▶ Mit gezielter Entspannung Stress abbauen, beispielsweise durch Autogenes Training, Muskelentspannungs- und Meditationsübungen.

▶ Regelmäßig ausreichend lange Regenerationszeiten einplanen – Feierabend, arbeitsfreie Wochenenden, stressfreier Urlaub, eventuell ein Sabbatical.

▶ Über Muße – Nichtstun, Lesen, Musik hören, Malen usw. – körperliche und psychische Verspannungen lösen, das allgemeine Erregungsniveau senken und dadurch innerlich und äußerlich zur Ruhe kommen.

Psychische Faktoren

Die Psyche erlebt Stress subjektiv. Lassen sich die körperlichen Risikofaktoren objektivieren, so ist das persönliche Stresserleben das Ergebnis einer subjektiven Interpretation. Was für den einen positiver Stress ist, kann für einen anderen negativer Stress sein. Entscheidend sind die richtige Einstellung, Gelassenheit und ein dickes Fell.

Wenn Sie Ihre Stresstoleranz erhöhen wollen, sollten Sie wissen, was Ihnen Freude macht und was Sie ärgert. Positive Erlebnisse erhöhen die Stresstoleranz, negative Erlebnisse senken sie. Versuchen Sie, Ihrem persönlichen Anspruchsdenken, Ihren Gefühlen, Wünschen, Hoffnungen, Träumen, Befürchtungen und Ängsten auf die Spur zu kommen. Sie werden entdecken, dass es jenseits des fremdbestimmten Umfelds selbstbestimmte Ziele gibt, die Sie erfolgreich und zufrieden machen.

Geistige Faktoren

Auf der geistigen Ebene können Standortbestimmung und Veränderungsstrategien hilfreiche Schritte sein. Wie erkenne ich Stressursachen und welche Möglichkeiten finde ich, mir auch unter fremdbestimmten Rahmenbedingungen selbst treu zu bleiben? Das macht eine Auseinandersetzung mit dem Spannungsfeld „Ich und Umfeld", mit eigenen und fremden Ansprüchen erforderlich. Veränderung braucht Mut zur Entscheidung.

Es gibt nur zwei Möglichkeiten: Entweder ich verändere mein Umfeld oder mich selbst. Beides kann richtig sein, vor allen Dingen dann, wenn sich Ihr Wertesystem mit anderen Wertesystemen nicht mehr vereinbaren lässt. Oft ist es einfacher, sich selbst zu verändern und seine eigene Einstellung zu überprüfen. Die Aussage: „Gott gebe mir die Gelassenheit, Fremdbestimmtheiten zu ertragen, die Kraft, das zu verändern, was ich verändern kann, und die Weisheit, zwischen beiden zu unterscheiden.", bedeutet nicht Resignation, sondern die Aufforderung, Fremdbestimmtheit zu akzeptieren und die Selbstbestimmung wieder zu entdecken. „Love it, change it, or leave it" enthält auch die Botschaft „but change yourself".

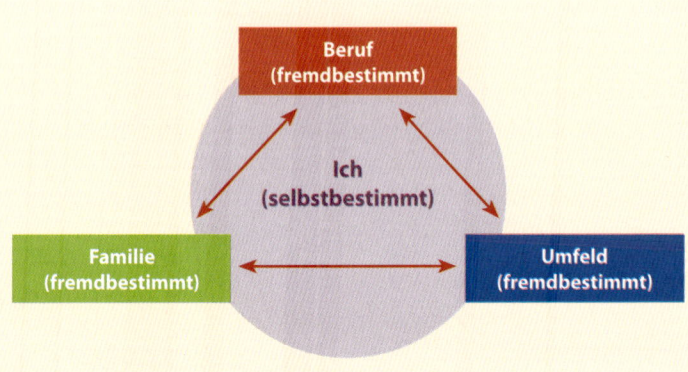

Konflikt des Ich: Vor wem verantworte ich mein Tun?

Wie kann ich mich schützen?

Die ganzheitliche Fragestellung lautet: Woher nehme ich die für die Herausforderungen des Lebens erforderlichen Energien und Kompetenzen, um mein Leben in den Griff zu bekommen? Individuelle Prävention bedeutet „Arbeit am Selbst": Ich will mit mir selbst in Einklang kommen.

Empfehlungen: Selbstschutz – was können Sie tun?

▶ **Überprüfen Sie Ihre Ziele:** Übersteigerte Ansprüche und utopische Ziele sind permanente Quellen für Stressreaktionen. Stress entsteht, wenn die Schildkröte versucht, das Rennpferd zu überholen. Nehmen Sie vorrangig Aufgaben an, die realistisch sind, die Sie herausfordern, die Sie zufrieden machen und die Wert schöpfend sind.

▶ **Denken Sie positiv:** Jedes Ding hat zwei Seiten. Versuchen Sie in Krisen und belastenden Konflikten immer auch positive Aspekte zu sehen. Beunruhigen Sie sich nicht schon vorher über mögliche Stresssituationen, sondern stellen Sie bedrohlichen Ereignissen lohnende Ziele und positive Anreize gegenüber. Lachen Sie mal wieder über sich selbst und entwickeln Sie Sinn für Humor.

▶ **Tun Sie das, was Sie tun, bewusst:** Tun Sie das, was Sie tun, überzeugt und selbstbestimmt. Leben Sie im Hier und Jetzt. Entwickeln Sie eine Sensibilität für den Augenblick. Hören Sie auf Ihre innere Stimme, vertrauen Sie Ihrer Intuition. So bleiben Sie authentisch – im Reinen mit sich selbst.

▶ **Übernehmen Sie die Verantwortung für sich selbst:** Betrachten Sie Stress als Herausforderung und bemitleiden Sie sich nicht in aller Stille. Sie sind kein Gefangener Ihres Schicksals. Bejahen Sie den Stress, denn Leben und Leistung ohne Stress sind nicht möglich.

▶ **Lernen Sie Nein zu sagen:** Versuchen Sie nicht nur in der Arbeitsorganisation Selbstbestimmung zu realisieren. Versuchen Sie, Ihre Aufgaben aktiv statt reaktiv zu bewältigen. Lernen Sie auch Nein zu sagen – nicht nur bei Terminen. Delegieren heißt auch loslassen können.

▶ **Schaffen Sie sich ein stärkendes Netzwerk:** Sorgen Sie für eine positive Umwelt. Eine stressfreie Umgebung hängt im Beruf und in der Familie wesentlich von der Qualität der zwischenmenschlichen Beziehungen ab. Konzentrieren Sie sich auf Beziehungen, die Sie stärken. Bringen Sie Ihren Mitmenschen mehr Vertrauen und Sympathie entgegen.

▶ **Bekennen Sie sich zu bewusster Entspannung:** Bewusste Gestaltung Ihrer freien Zeit – Pausen, Wochenenden, Urlaub, Hobbys – tragen neben Entspannungsübungen dazu bei, eine „Umpolung" von Körper, Psyche und Geist zu erreichen.

▶ **Bauen Sie Ihren Affektstau rechtzeitig ab:** Stresshormone können nur durch körperliche Aktivität abgebaut werden. Wählen Sie eine Form der Bewegung, die Ihnen Spaß macht. Lieber langsam, aber regelmäßig. Wechseln Sie zwischen Ausdauer- und Krafttraining ab.

▶ **Einmal wöchentlich allein sein:** Schaffen Sie sich Ruhe- und Rückzugszonen. Stress entsteht, wenn Sie die notwendige Distanz zu Aufgaben, zu anderen Menschen oder zu sich selbst verlieren. Finden Sie den Mut, sich häufiger für einige Stunden zurückzuziehen, um über sich selbst nachzudenken.

▶ **Einmal täglich Freude:** Lernen Sie wieder, sich zu freuen. Wir haben verlernt uns zu freuen und alltägliche Dinge zu genießen. Müssen wir nicht viel bescheidener werden? Lassen Sie andere an Ihrer Freude teilhaben.

Tipp

Tagesmüdigkeit, ein häufiges Begleitphänomen der totalen Erschöpfung, lässt sich sehr gut mit dem bioaktiven Pflanzenstoff Rhodiola rosea, der Rosenwurz, beeinflussen. Rhodiola steigert die körperliche und geistige Leistungsfähigkeit. Ähnlich den chinesischen Heilpilzen Cordyceps und Hericium harmonisiert die Rosenwurz nicht nur die Ausschüttung von Cortisol, sondern aktiviert auch die Botenstoffe (Neurotransmitter) im Gehirn.

Schlafstörungen

Schlaf – unerlässlich für nächtliche Reparaturarbeiten und Schutz gegen vorzeitigen Verschleiß.

Gehören Sie auch zu den 10 bis 15 % aller Erwachsenen, die unter Schlafstörungen leiden und morgens unausgeschlafen aufwachen? Was haben Sie vermutlich nicht schon alles an Hausrezepten ausprobiert: heiße Milch mit Honig, Schäfchen zählen, mal von eins bis hundert, dann wieder umgekehrt, den Kühlschrank geplündert oder bis in den frühen Morgen gelesen? Schlafstörungen gehören neben Kopfschmerzen zu den häufigsten gesundheitlichen Störungen. Und sie sind, mit zunehmenden Jahren, eine der unangenehmsten Begleiterscheinungen des Alterns.

Immer mehr Menschen leiden unter Schlafstörungen, sprechen aber nicht darüber. Nehmen Sie Schlafstörungen nicht einfach als eine lästige Tatsache oder eine harmlose Befindlichkeitsstörung hin. Schlafstörungen sind keine Krankheit, aber ein Zeichen, dass im äußeren und/oder inneren Umfeld nicht alles in Ordnung ist. Schlafstörungen sind ein weitreichendes individuelles und soziales Problem.

Auf einen Blick – Primäre und chronische Insomnie

Primäre Insomnie: Schlafstörung, die weder durch körperliche oder psychische Erkrankungen noch durch Medikamente oder Drogen verursacht wird. Möglicherweise besteht eine genetische Veranlagung. Etwa ein Drittel aller Schlafstörungen.

Chronische Insomnie: Ein- oder Durchschlafstörung, die seit mindestens sechs Monaten besteht. Ursachen: Tumorerkrankungen, Erkrankungen des rheumatischen Formenkreises, psychische Erkrankungen wie endogene Depression oder Schizophrenie, Alkohol- oder Drogenmissbrauch, Einnahme psychoaktiver Medikamente, Neurotoxine (Gase, Schwermetalle, Flüssigkeiten), Ernährungsmängel, Restless-Legs-Syndrom.

Was lässt uns nicht schlafen?

Schlaf ist ein komplexer Prozess, der von unterschiedlichen Boten-stoffen (Hormonen) gesteuert wird. So lässt uns beispielsweise eine hohe Cortisol-Bereitstellung am Abend – der Körper befindet sich nach wie vor in Alarmbereitschaft, der Affektstau des vergangenen Tages ist nicht abgebaut – nicht zur Ruhe kommen und einschlafen. Darüber hinaus blockiert ein hoher Cortisolspiegel die Reparaturvor-gänge, die normalerweise während der Nachtruhe ablaufen sollen.

Dasselbe gilt für den Anstieg von Insulin im Blut, hervorgerufen durch ein spätes, kohlenhydratreiches Abendessen. Schalten Sie nach einer kurzen Einschlafzeit erneut das Licht an, wird durch über das Auge einfallendes Licht die Bildung des Schlafhormons Melatonin blockiert, wodurch ebenfalls der Schlaf gestört wird.

Schlaf ist für die Regeneration des Organismus notwendig und stärkt über das Immunsystem die körpereigene Abwehr.

Die häufigsten Ursachen chronischer Schlafstörungen sind chroni-scher Stress – im Organismus herrscht Daueralarm, Angstzustände,

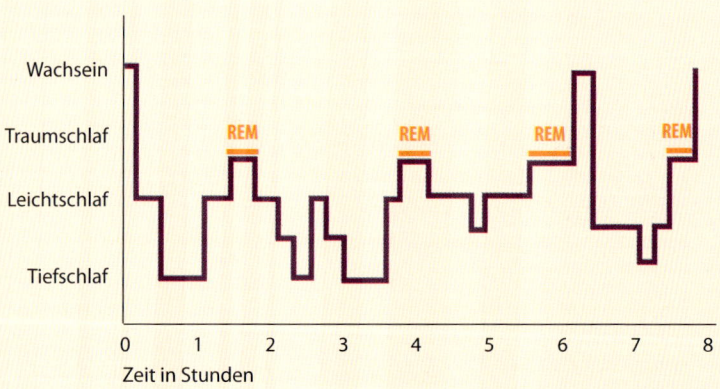

Normales Schlafdiagramm.

depressive Verstimmungen; aber auch Krankheiten. Medikamente, Alkohol, Sucht oder Schichtarbeit sind weitere Ursachen von Schlafstörungen. Frauen leiden doppelt so häufig unter Schlafstörungen wie Männer, wahrscheinlich wegen der hormonellen Umstellung, die ungefähr mit dem 45. Lebensjahr beginnt.

In der Nacht durchläuft ein gesunder erwachsener Schläfer 4–5 Zyklen aus Leicht-, Tief- und REM-Schlaf. Der REM-Schlaf wird auch als Traumschlaf bezeichnet, obwohl wir in den anderen Phasen auch träumen können. Leichtschlaf, der gegen Morgen zunimmt, charakterisiert die Hälfte unseres Schlafens.

Gut zu wissen – Was lässt uns nicht schlafen?

Die häufigsten Ursachen
- ► chronischer Stress oder Depressionen
- ► Angst
- ► Belastungen
- ► organische Krankheiten
- ► Lärm
- ► Schichtarbeit
- ► Jetlag
- ► Sucht, Medikamente, Alkohol
- ► Wadenkrämpfe

Krankheiten, die von Schlafstörungen begleitet sind (beispielhaft)
- ► Parkinson
- ► Fibromyalgie
- ► Migräne
- ► Multiple Sklerose
- ► Restless-Legs-Syndrom

Das Schlafbedürfnis eines erwachsenen Menschen liegt zwischen sechs und zehn Stunden. Für einen regelmäßigen Schlaf-Wach-Rhythmus ist die sogenannte „innere Uhr" verantwortlich. Außerdem regelt die Zeit, die seit dem letzten Aufwachen vergangen ist, das Schlafbedürfnis. Ein gutes Beispiel für einen gestörten zirkadianen Rhythmus ist der Jetlag.

„Zu wenig Schlaf macht krank, dick und dumm" drückt plakativ aus, wie unerlässlich Schlaf für unsere geistige und körperliche Gesundheit ist. Dauerhafte Schlafstörungen führen zu ernsthaften gesundheitlichen Problemen. Und, wer etwas leisten will, muss genug schlafen.

Sonderfall Tagesmüdigkeit

Bin ich tagsüber müde, weil ich schlecht geschlafen habe? Oder schlafe ich schlecht, weil ich tagsüber abgeschlagen, müde und erschöpft bin?

Das Phänomen der Tagesmüdigkeit ist eine häufige Begleiterscheinung einer hochgradigen Erschöpfung, des Burn-out-Syndroms. Tagesmüdigkeit kann ebenso die Folge von Schlafstörungen sein, aber auch im Gefolge von Infektionen, vor allem Virusinfektionen, reaktivierten Infektionen, bei schweren Erkrankungen und Tumorerkrankungen auftreten.

Davon abzugrenzen ist die Tagesmüdigkeit von Schichtarbeit und Jetlag, ebenso wie die nach durchtanzten, durchzechten oder durchwachten Nächten.

Tagesmüdigkeit begleitet das Burn-out-Syndrom, Schlafstörungen und Tumorerkrankungen. Der Neurotransmitter Serotonin sowie das Stresshormon Cortisol sind an der Ausprägung der Störung beteiligt. Häufig synonym verwendete Begriffe für Tagesmüdigkeit sind Fatigue oder CFS (chronic fatigue syndrome).

Folgen von Schlafstörungen

- ▶ Tagesmüdigkeit
- ▶ Unruhe
- ▶ Angst vor der Nacht (Schlaf-Erwartungsangst)
- ▶ allgemeines Unwohlsein

- ► Reizbarkeit
- ► nachlassende körperliche und mentale Leistung
- ► Aufmerksamkeits- und Konzentrationsstörungen
- ► Gedächtnisprobleme
- ► Motivationsverlust
- ► Versagensängste
- ► depressive Stimmungsschwankungen bis hin zu Depressionen
- ► sozialer Rückzug
- ► Kopf-, Muskelschmerzen
- ► erhöhte Unfallgefahr
- ► vermehrt Arbeitsausfall durch Krankheit

Der Weg zu einem erholsamen Schlaf

Im Gegensatz zu körperlicher Bewegung oder einer bewussten Ernährung können wir erholsamen Schlaf nicht willentlich beeinflussen oder gar erzwingen.

Wir können aber Voraussetzungen und Rahmenbedingungen schaffen: ein dunkles, ruhiges Schlafzimmer, das gut belüftet und gut temperiert ist; keine das Gehirn stimulierenden Substanzen wie Kaffee, Tee, Nikotin am späteren Abend; ein leichtes, wenn möglich kohlenhydratfreies Abendessen, nicht zu spät und nicht zu üppig.

Der Schlafrhythmus (Einschlafzeit – Aufwachzeit – Schlafdauer) sollte dem eigenen Biorhythmus entsprechen und möglichst konstant bleiben. Übrigens: Ein kurzer Mittagsschlaf von höchstens 20 bis 30 Minuten Dauer ist eine wertvolle Ergänzung zum nächtlichen Schlaf. Ein längerer Mittagsschlaf führt eher zu nächtlichen Schlafstörungen.

Befolgen Sie die Ratschläge und Maßnahmen, die für Sie infrage kommen, mindestens über einen Zeitraum von vier Wochen und führen Sie ein Schlaftagebuch. Verzichten Sie auf die eine oder andere lieb gewonnene Gewohnheit. Aber verzichten Sie nicht auf abendliche Aktivitäten, die Ihnen Spaß machen. Denn je wohler Sie sich fühlen, desto erholsamer wird Ihr Schlaf.

Empfehlungen: Erste Schritte zu einem erholsamen Schlaf

▶ **Zeit:** Finden Sie zunächst einmal heraus, wie viele Stunden Schlaf pro Nacht Sie wirklich benötigen, um am nächsten Morgen ausgeschlafen und erholt aufzuwachen und aufzustehen.

▶ **Affektstau:** Nutzen Sie tagsüber jede Möglichkeit sich zu bewegen, um einen möglichen Affektstau (Stresshormone) abzubauen. Sportliche Aktivitäten am Abend erhöhen ähnlich wie Koffein oder Nikotin den Sympatikotonus.

▶ **Tabuzone Schlafzimmer:** Ihr Schlafzimmer ist kein Arbeitszimmer! Sie sollten im Bett weder arbeiten noch schnell Ihre Telefongespräche erledigen. Lassen Sie Ihr Handy während der Nacht ausgeschaltet.

▶ **Tabuzone Bett:** Überdenken Sie Belastungen und Probleme des vergangenen Tages grundsätzlich nicht im Bett. Reservieren Sie sich dafür einen Zeitraum, der einige Stunden vor Ihrer normalen Schlafenszeit liegt – am besten am Ende Ihres Arbeitstages.

▶ **Entspannung:** Beschäftigen Sie sich vor dem Schlafengehen mit Dingen, die Ihnen Freude machen, die Sie entspannen und beruhigen. Lassen Sie den Tag bewusst ausklingen. Führen Sie ein Tagebuch und freuen Sie sich darüber, was Sie heute alles erledigt haben und was positiv für Sie gelaufen ist.

▶ **Wohlfühlen:** Richten Sie sich Ihr Schlafzimmer so ein, dass Sie sich darin wohlfühlen. Sorgen Sie dafür, dass es weder zu warm noch zu kalt ist. Sorgen Sie für ausreichend frische Luft und dafür, dass Sie möglichst wenig durch Licht und/oder Geräusche von außen gestört werden.

▶ **Müdigkeit:** Gehen Sie ins Bett, wenn Sie sich wirklich müde fühlen. Lesen Sie noch einige Seiten oder hören Sie noch ein paar Minuten eine entspannende Musik. Vermeiden Sie es möglichst, im Bett fernzusehen.

▶ **Schlafmittel und Alkohol:** Synthetische Schlafmittel machen bereits nach wenigen Nächten abhängig. Alkohol hat zwar eine betäubende Wirkung, stört jedoch die Schlafqualität und führt zu Durchschlafstörungen. Empfehlenswerter sind alte Hausmittel wie ein Glas warme Milch, ein beruhigender Tee oder ein warmes Bad, denn sie haben dieselbe Wirkung.

► **Verdauung:** Spätes und reichliches Abendessen – mit und ohne Alkohol – stört den Schlaf. Der Organismus muss Verdauungs- und Entgiftungsarbeit leisten, während er eigentlich regenerieren und reparieren soll. Die Folge: Sie wachen am nächsten Morgen oft wie gerädert auf. Auch die Wechselwirkung von Alkohol und Nikotin ist ein echter Schlafhemmer. Denken Sie daran, dass Koffein ähnlich wie grüner Tee, Cola oder Energiedrinks Muntermacher sind.

► **Nächtliches Essen:** Plündern Sie nachts Ihren Kühlschrank, wenn Sie nicht schlafen können? An nächtliche Fütterungen gewöhnt sich Ihr Organismus sehr schnell und lässt Sie deshalb immer wieder Nacht für Nacht wach werden.

► **Licht:** Wenn Sie nachts wach werden, lassen Sie besser das Licht aus. Nächtlicher Lichteinfall über das Auge schaltet das Schlafhormon Melatonin ab und verstellt damit Ihre innere Uhr.

► **Uhr:** Schauen Sie auch nicht auf die Uhr, wenn Sie nachts wach werden. Das löst gedankliche und körperliche Reaktionen aus und raubt Ihnen den letzten Schlaf.

► **Aufstehen:** Wenn Sie nicht einschlafen können, stehen Sie wieder auf. Setzen Sie sich beispielsweise mit einer warmen Decke bequem in einen Sessel, schauen Sie aus dem Fenster, betrachten Sie den Nachthimmel, machen Sie sich leise Musik an, schreiben Sie Ihre Gedanken auf. Gehen Sie erst dann wieder zurück ins Bett, wenn Sie müde sind.

► **Durchmachen:** Wenn das alles nicht hilft, versuchen Sie, einmal eine ganze Nacht lang wach zu bleiben und auch am folgenden Tag nicht zu schlafen. Am nächsten Abend werden Sie so müde sein, dass Sie sofort einschlafen. Haben Sie Vertrauen zu Ihrem Körper. Er holt sich den Schlaf, den er braucht von selbst.

Was im Schlaf passiert

Schlafen ist ein komplexer biochemischer Vorgang, den auch Wissenschaftler noch nicht vollständig aufgeklärt haben. Noch ist nicht in allen Details bekannt, warum wir Nacht für Nacht das Bewusstsein verlieren und welche Funktion der Schlaf hat.

Dagegen wissen wir, dass während des Schlafens der Organismus die entstandenen Schäden des vergangenen Tages repariert und das Immunsystem – die körpereigene Abwehr – aktiviert. Schlaf ist so wichtig für die Gesundheit, dass Schlafentzug als Folter eingesetzt wird. Jeder hat schon einmal die Erfahrung gemacht, dass eine fieberhafte Erkältung müde macht. Dann ist es das Beste, sich ins Bett zu legen und sich gesund zu schlafen. Im Gehirn werden während der Schlafphase Erlebnisse, Eindrücke und Informationen verarbeitet, Gedächtnisinhalte gespeichert und kreative Problemlösungen in Gang gesetzt. Viele haben die Erfahrung gemacht, dass sich die Lösung eines Problems nach einer durchgeschlafenen Nacht oft von selbst einstellt.

Warum schlechter Schlaf krank macht

Schlaf und Stoffwechsel

Eingeschränkte Schlafdauer und mangelhafte Schlafqualität gelten als Risikofaktoren für Übergewicht, Glukoseintoleranz, Bluthochdruck, Diabetes Typ II und Herz-Kreislauf-Erkrankungen.

Eine wesentliche Rolle spielen dabei ein erhöhter Sympathikotonus, die Aktivierung der Stresshormonachse über Cortisol mit einer Einschränkung der Insulinsensitivität und Glukosetoleranz (Vorstufen des Typ-II-Diabetes) und ein erhöhtes entzündliches Niveau. Bei Schlafstörungen fällt das appetitsenkende Hormon Leptin ab, während gleichzeitig die Konzentration des appetitsteigernden Ghrelins ansteigt. Die Folgen sind verstärkter Hunger, gesteigerter Appetit – vor allem auf Kohlenhydrate – und bei längerer Dauer Übergewicht, Diabetes, Bluthochdruck, Erhöhung der Blutfettwerte. Auch die Schilddrüsenfunktion ist dann eingeschränkt.

Schlaf und Immunsystem

Schlaf, Immunsystem und Stoffwechsel sind eng miteinander verknüpft. Eine Verknüpfung, die für die Gesundheit unseres Organismus eine entscheidende Rolle spielt.

Wer kennt die Situation nicht? Eine Erkältung ist im Anzug, wir fühlen uns müde und schlapp und haben ein vermehrtes Bedürfnis zu schlafen. Kommt Fieber hinzu, sind wir appetitlos, schlafen unruhig und oberflächlich. Wenn uns Viren, Bakterien, Pilze oder andere Schadstoffe attackieren, schickt das Immunsystem Botenstoffe, sogenannte Zytokine wie Interferon-gamma auf den Weg, um der Infektion Herr zu werden. Bestimmte Zytokine signalisieren unter anderem dem Gehirn, dass Feinde abzuwehren sind, worauf das Zwischenhirn mit einer erhöhten Körpertemperatur reagiert. Außerdem werden Stresshormone freigesetzt. Das vermehrt ausgeschüttete Cortisol wirkt antientzündlich. Der Volksmund sagt, wir wollen uns gesund schlafen.

Schlafentzug bedeutet akuter Stress – höchste Alarmstufe, der verstärkt entzündliche Reaktionen des Immunsystems über das sympathische Nervensystem in Gang setzt. Das Immunsystem wird gestärkt, denn im akuten Stress dürfen wir nicht krank werden. Chronische Schlafstörungen dagegen bedeuten für den Organismus chronischen Stress. Die Folge: Das Immunsystem ist geschwächt und so nimmt beispielsweise bei schlechter Schlafqualität und kurzer Schlafdauer die Häufigkeit viraler Atemwegsinfektionen zu.

Schlaf und Gedächtnis

Noch bis in die 1950er-Jahre dachte man, dass im Schlaf jede geistige Aktivität ausgeschaltet ist. 1953 konnte erstmals gezeigt werden, dass das Gehirn im Schlaf hochaktiv ist und unterschiedliche Aktivitätszyklen von jeweils rund 90 Minuten absolviert: REM-Schlafphasen (rapid eye movement) wechseln sich ab mit NREM-Zyklen (non-REM, Slow-Movement-Phasen). REM-Phasen sind durch eine hohe elektrische Aktivität und eine hohe Hirnaktivität mit niedriger Amplitude im EEG charakterisiert, während NREM-Phasen von niederfrequenten Wellen mit hoher Amplitude, abgesenkter Körper- und Hirntemperatur gekennzeichnet sind.

Erst in den 1990er-Jahren wurde es zur Gewissheit, dass Schlaf maßgeblich für die Gedächtnisleistung verantwortlich ist. REM-Phasen dienen der Konsolidierung von neu Erlerntem, der Stärkung des Langzeitgedächtnisses und sogar der Problemlösung und dem Auffinden von Antworten, die sich tagsüber nicht ergeben haben.

Auch die NREM-Slow-Movement-Schlafphasen sind für ein funktionierendes Gedächtnis unverzichtbar. Ein Minimum von sechs Stunden Schlaf ist notwendig, um die kognitive Leistung aufzubauen. Cortisol hemmt die Gedächtniskonsolidierung. Deshalb ist das physiologische Tief der nächtlichen Cortisol-Ausschüttung von besonderer Bedeutung für die Gedächtnisqualität und die Entwicklung des kognitiven Leistungsvermögens.

Schlafstörungen behandeln

Die Behandlung chronischer Schlafstörungen ist eine schwierige Aufgabe. Die diagnostische Einordnung der Störung sowie ihre differenzialdiagnostische Abklärung sind unbedingte Voraussetzungen.

Synthetische Schlaf- und Beruhigungsmittel wie Benzodiazepine oder Barbiturate wirken, abhängig von der Dosis, vorübergehend entspannend, beruhigend und schlaffördernd, aber auch angstlösend. Die Gefahr der Abhängigkeit und des Missbrauchs ist allerdings groß. Oft führen Entzugserscheinungen zu Angstzuständen und Depressionen. Der regelmäßige Griff zu Tabletten setzt zudem oft die Spirale – morgens Aufputschmittel, abends Beruhigungsmittel – in Gang. Eingeschränkt gilt das auch für Psychopharmaka, die heute bei Schlafstörungen eingesetzt werden.

Deshalb erscheint es sinnvoller, bei Schlafstörungen dem Organismus die Substanzen zuzuführen, die ihn in die Lage versetzen, die Botenstoffe, die das Schlafgeschehen in Gang setzen und unterhalten, auf natürlichem Weg selbst zu produzieren.

Schlafregulation durch Neurobotenstoffe und Hormone

Abhängig von Licht oder Dunkelheit werden im Gehirn im 24-Stunden-Rhythmus spezielle Botenstoff-Systeme aktiviert.

Die Botenstoffe Noradrenalin und Histamin bestimmen die Wachphase. Der Lichtabfall, den das Gehirn über das Auge, über die Retina, registriert, bewirkt einen Anstieg der Botenstoffe GABA (Gamma-Aminobuttersäure) und Glyzin, die für die Vermittlung der Schlafphase verantwortlich sind.

Mit zunehmender Dunkelheit wird außerdem das natürliche Schlafhormon Melatonin aktiviert. Die stärkste schlafbahnende Aktivität geht von GABA aus, weshalb eine gestörte Bereitstellung von GABA mit schwerwiegenden Schlafproblemen verbunden sein kann. Bei chronischen Schlafstörungen ist die GABA-Konzentration im Gehirn deutlich vermindert.

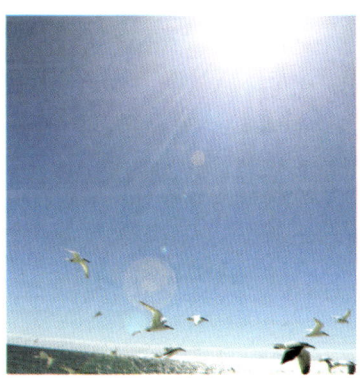 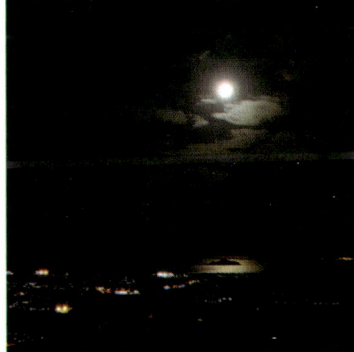

Behandlungsmöglichkeiten bei Schlafstörungen und deren unerwünschte Wirkungen		
Schulmedizinische Medikation, rezeptpflichtig		
Substanz-/gruppe	Gefahr der Abhängigkeit?	Unerwünschte Wirkungen?
Benzodiazepine – kurzfristig wirksam	ja	Gefahr der Abhängigkeit, nicht langfristig verordnen!
Sedierende Antidepressiva	ungewiss	Gewichtszunahme, unerwünschte kardiovaskuläre, gastrointestinale, urogenitale Wirkungen
Naturheilkundliche Alternativen, frei verkäuflich		
Substanz	Gefahr der Abhängigkeit?	Unerwünschte Wirkungen?
Hopfen	nein	nein
Baldrian	nein	nein
Melisse	nein	nein
Passionsblume	nein	nein
Sonderfall Melatonin		

Melatonin, das natürliche Schlafhormon, macht nicht abhängig und hat keine unerwünschten Wirkungen. Im Gegensatz zu einigen anderen europäischen Ländern ist Melatonin in Deutschland und Österreich rezeptpflichtig.

Tipp

Länger andauernde Schlafstörungen werden meist mit Benzodiazepinen behandelt, einer Wirkstoffgruppe, zu der zum Beispiel Diazepam oder Lorazepam gehören. Allen Benzodiazepinen ist eine Suchtgefahr gemeinsam, die zur Abhängigkeit führt.

Tipp

Natürliche Behandlung mit Aminosäuren

Eine Alternative ist die natürliche Behandlung mit entsprechenden Aminosäuren. An der Regulation eines gesunden Schlafs sind in erster Linie die Botenstoffe GABA, Serotonin und Glycin beteiligt.

GABA (Gamma-Aminobuttersäure), der schlaffördernde Gehirnbotenstoff, wirkt sedierend und angstlösend. Besonders wirksam ist eine sublinguale Darreichungsform. Der Wirkstoff der Kautablette wird über die Schleimhäute der Mundhöhle aufgenommen. Da GABA nicht über die Blut-Hirn-Schranke ins Gehirn aufgenommen werden kann, empfiehlt sich die Einnahme von L-Glutamin, eine Vorstufe von GABA, das problemlos die Blut-Hirn-Schranke überwindet. Glyzin ist ein beruhigender Gehirnbotenstoff und wirkt ähnlich wie GABA muskelentspannend und angstlösend. Zusammen mit L-Glutamin lässt sich die Schlaf verbessernde Wirkung steigern.

Grüner Tee enthält in großer Menge L-Theanin, eine aminosäurenähnliche Substanz. L-Theanin senkt die Bildung von Noradrenalin und blockiert die Aktivität von Glutamat (beides sind anregende Neurobotenstoffe), wodurch eine entspannende Wirkung eintritt. Zusätzlich unterstützt L-Theanin die Bildung des dämpfenden Gehirnbotenstoffs GABA.

Hopfen und Passionsblume: Beide Pflanzenstoffe wirken angstlösend, unterstützen eine verbesserte GABA-Bildung und können gut mit L-Tryptophan, L-Glutamin, Glyzin und L-Theanin kombiniert werden.

Weitere, den Schlaf natürlich fördernde Substanzen

Melatonin: Das Mittel der Wahl bei Einschlafstörungen und Störungen, die auf eine Verschiebung bzw. Störung der zirkadianen Rhythmik zurückzuführen sind, wie z. B. Jetlag und Schichtarbeit.

5-HTP (5-Hydroxytryptophan): Es ist bei leichten bis mittleren Schlafstörungen geeignet, verbessert die Schlafqualität und verlängert die REM-Schlafphase. Es ist wirksamer als Tryptophan, da es die unmittelbare Vorstufe von Serotonin und Melatonin ist und die Blut-Hirn-Schranke leicht überwindet.

Progesteron hat einen sedierenden und schlaffördernden Effekt.

Expertenwissen

Bedeutung der Neurotransmitter

Neurotransmitter – auch Neurobotenstoffe genannt – haben eine zentrale Bedeutung in der Regulation des Schlafs. Bei chronischen Schlafstörungen kommt es zu einem Anstieg des zentralen Noradrenalins und/oder des peripheren Adrenalins aus der Sympathikus-Aktivierung.

Serotonin ist die Vorstufe des schlafbahnenden Melatonins und sinkt während der Nacht ab. Bei Schlafstörungen fällt Serotonin noch deutlicher ab, vor allem als Folge des Cortisolanstiegs. Die Aktivierung erfolgt über das Corticotropin-releasing-Hormon im Hypothalamus. Die Folge ist ein zusätzlicher Melatoninmangel während der Nacht.

Die stärksten schlaffördernden Impulse gehen von den Neuronen aus, die GABA (Gamma-Aminobuttersäure) als Botenstoff verwenden. Fast alle heute eingesetzten Schlafmittel, zum Beispiel Benzodiazepine, greifen am GABA-System an. GABA wird von dem dämpfenden Botenstoff Glyzin unterstützt, das vor allem für die REM-Schlafphase Bedeutung hat und zusammen mit GABA an der Regulation der Muskelaktivität in dieser Phase beteiligt ist.

Konzentrationsstörungen – Studentenfutter oder Hirndoping?

Klüger – wacher – intelligenter.
Was verbessert unsere geistige Leistungsfähigkeit?

Das muss heute noch fertig werden und die Zeit wird knapp. Nach Stunden am Computer lässt die Konzentration nach, Müdigkeit und Fehler schleichen sich ein, der Magen signalisiert Hunger, eine Pizza bestellen oder Fastfood um die Ecke? Oder doch besser Studentenfutter, der Energieschub aus der Tüte? Nüsse und Rosinen sind für das Gehirn ein natürlicher, sofort wirkender Energiespender. Studentenfutter ist „Brainfood" schlechthin.

Unser Gehirn hat einen extrem hohen Nährstoffbedarf. Es ist das stoffwechselreichste Organ unseres Körpers. Versorgt wird es über das Blut mit Sauerstoff und Glukose – Glukose ist die kleinste Einheit von Kohlenhydraten, ein Einfachzucker, auch Traubenzucker genannt – sowie mit Nährstoffen, die im Blut gelöst, die Blut-Hirn-Schranke überwinden können, z. B. die große Gruppe der B-Vitamine. Um leistungsfähig zu sein – und zu bleiben – braucht es genügend Sauerstoff und entsprechende Nährstoffe.

Das Gehirn, vor allem das arbeitende Gehirn, verbraucht viel Sauerstoff und Energie, weit über 20 % des gesamten Nährstoffbedarfs. Glukose ist hier der wichtigste Energielieferant. Zucker muss rasch und in ausreichender Menge zur Verfügung stehen, Unterzucker führt zu Schwindel und Sehstörungen. Damit der Energiebedarf jederzeit gewährleistet ist, hat der Organismus Glukosespeicher in Leber, Muskulatur und Blut angelegt. Doch Vorsicht: Ein Zuviel an Zucker – ein Übermaß an schnell löslichen Kohlenhydraten, z. B. Weißmehlprodukte, Cola oder Süßgetränke, Schokolade oder Gummibärchen – schwächt die geistige Leistungsfähigkeit und wird heute wissenschaftlich als ein Risikofaktor für Demenzerkrankungen im höheren Lebensalter betrachtet. Eine „Überzuckerung" des Gehirns wird auch als eine Ursache von ADS/ADHS bei Kindern und Erwachsenen angesehen.

Um den vielfältigen Aufgaben gewachsen zu sein, braucht das Gehirn neben Glukose vor allem Sauerstoff und Flüssigkeit in ausreichender Menge.

Gut zu wissen – Wie reagiert unser Gehirn?

Konzentrationsstörungen, nachlassendes Gedächtnis, Neigung zu depressiven Verstimmungen, auch Schlafstörungen, sind Hinweise darauf, dass das Gehirn mit Glukose, Sauerstoff und Nährstoffen unterversorgt ist.

Wie muss eine Nährstoffversorgung aussehen, um geistig fit zu bleiben?

Zurück zum Studentenfutter. Nüsse sind Energiespender auf natürliche Art. Nüsse enthalten viel von den wertvollen ungesättigten Omega-3-Fettsäuren, viel Eiweiß und Mineralien sowie Vitamine, vor allem die Vitamine der B-Gruppe. B-Vitamine unterstützen die Botenstoffe im Gehirn und fördern Aufmerksamkeit und Konzentration. Daneben fangen die als Antioxidanzien bekannten Vitamine A und E freie Radikale ab und mindern damit den sogenannten oxidativen Stress. Gehirnzellen reagieren besonders anfällig auf den zerstörerischen Einfluss freier Radikale.

In den Rosinen steckt der wichtige Brennstoff Glukose, daneben auch Kalium, Magnesium, Kalzium und Eisen. Studentenfutter ist ein gutes Beispiel dafür, wie eine Handvoll natürlicher Lebensmittel dem Gehirn schnell all die Nährstoffe zuführt, die es zum Denken braucht. Allerdings enthält Studentenfutter viele Kalorien und sollte deshalb nicht ständig nebenbei geknabbert werden.

Und schon hat die Nahrungsmittelindustrie einen neuen Markt erkannt. Brain food – Häppchen fürs Gehirn und Smoothies – Mixgetränke aus Früchten und Gemüsen – sind der letzte Renner. Wer greift nicht zu bei Namen wie „Love Boat" oder „Brain Teaser", die das Gehirn mit Apfel, Banane, Green Tea Chai, Ginkgo, aufgerührt mit fettarmem Naturjoghurt, auf Trab bringen sollen?

Was wissen wir tatsächlich über die Wirkung von Nährstoffen auf Denkleistung, Konzentration, Gedächtnis, Aufmerksamkeit? Die wissenschaftlichen Ergebnisse dazu sind bisher eher dürftig, Untersuchungen bei gesunden Menschen zeigen meist keine messbaren Effekte.

Substanzen wie Omega-3-Fettsäuren, die in Nüssen – nicht Erdnüssen, denn Erdnüsse sind Leguminosen wie Erbsen oder Bohnen –, Leinöl oder Seefischen vorkommen, wirken sich möglicherweise positiv aus, aber nur, wenn vorher ein Mangel da war. Ginkgo ist eine Substanz, die seit Jahrhunderten im asiatischen Raum als Gehirntonikum bekannt ist. Cranberries enthalten ebenso wie Ginkgo oder Soja sogenannte Flavonoide, die die Merkfähigkeit verbessern sollen.

B-Vitamine sind die wichtigsten Vitamine im Gehirnstoffwechsel und an der Zusammensetzung wichtiger Botenstoffe beteiligt, die die Signalübertragung im Gehirn steuern – Neurohormone oder Neurotransmitter. Allen voran die Folsäure, die depressive Verstimmungen, vor allem in höherem Lebensalter, verhindern oder zumindest mindern soll. Antioxidanzien wie Vitamin C und Vitamin E schützen das Gehirn vor Schäden. Polyphenole – bekannt als Rotweinmedizin – haben in den letzten Jahren als antioxidative und entzündungshemmende Substanzen einen Siegeszug angetreten.

Eine andere Gruppe von Pflanzenstoffen, die Polyphenole, so bescheinigen Untersuchungen, sind gehirnfreundlich und unterstützen kognitive Fähigkeiten. Ein Großteil der bioaktiven Pflanzenstoffe, mit deren Hilfe Pflanzen sich vor Parasiten, Hitze, Frost oder Trockenheit schützen, ist bisher noch gar nicht bekannt, geschweige denn wissenschaftlich erforscht.

Industrielle Transfette, das jedenfalls ist bewiesen, schaden nicht nur dem Herzen, sondern auch dem Gehirn. Sie entstehen zum Beispiel bei der Margarineherstellung zur Härtung der Fette oder bei einer starken Erhitzung pflanzlicher Fette.

Was gilt es zu beachten?

Stressabbau

Stress ist für das Überleben notwendig und setzt im Gehirn eine Vielzahl von Reaktionen in Gang – Flucht oder Angriff. Das wichtigste Stresshormon, das Cortisol, bringt auch das Gehirn auf Trab. Chronischer Stress hingegen bedeutet ständig hohe Cortisolwerte, die für eine schlechtere Gedächtnisleistung und verminderte Denkfähigkeit verantwortlich sind. Chronischer Stress macht krank.

Ernährung

Fast klingt es paradox: Hungern regt das Gehirn an. Mangel macht erfinderisch und schärft die kognitiven Fähigkeiten. Ein satter Mensch ist nicht motivierbar und braucht sein Gehirn nicht einzusetzen, um zu überleben. Eine leichte Unterernährung, also insgesamt weniger Kalorien zu sich zu nehmen, nützt dem Gehirn. Ein Übermaß an schnellen Kohlenhydraten bremst ebenfalls die intellektuellen Fähigkeiten. Bekannt ist die sogenannte Okinawa-Diät. Die Bewohner der japanischen Insel ernähren sich eher genügsam, von Fisch, Soja und Gemüse, sorgen für Bewegung und haben einen regen sozialen Austausch untereinander. Nirgendwo auf der Welt gibt es so viele (hirn-) gesunde Hundertjährige.

Die vielseitig gepriesene abwechslungsreiche und ausgewogene Ernährung – viel Obst, Salat, Gemüse, Vollkornprodukte, Fisch, wenig Fleisch – scheint immer noch die beste Strategie zur Steigerung der Gedächtnisleistung, für Konzentration und Lernen, die beste Strategie für geistige Fitness und ihren Erhalt zu sein. Mit zunehmendem Alter benötigen der Organismus und vor allem das Gehirn nicht weniger, sondern mehr Vitamine und Mineralstoffe.

Und was noch?

Mäßiger Ausdauersport und viel Bewegung an frischer Luft stellen die optimale Versorgung des Gehirns mit Sauerstoff sicher. Mit weniger Zucker kommt das Gehirn zurecht, nicht aber mit zu wenig

Flüssigkeit. Wasser verbessert die Merkfähigkeit, die Voraussetzung für lebenslanges Lernen. Und ausreichend Schlaf gewährleistet, die intellektuellen Herausforderungen bis ins hohe Alter zu meistern. Fest steht: Um geistig fit zu bleiben, muss man sich täglich neuen Herausforderungen stellen.

Nur zu 30 % bestimmen unsere Gene den Alterungsprozess. Bewegung und Ernährung sind die wichtigsten Zutaten für gesundes Altern.

Die wichtigsten Nährstoffe fürs Gehirn

Nährstoffgruppe	Substanzen
Kohlenhydrate	Glukose
Aminosäuren (als Bausteine der Neurobotenstoffe oder als Neurobotenstoffe selbst)	Tryptophan, Phenylalanin, Tyrosin, Glutamin, Glyzin, Histidin
B-Vitamine	Vitamin B1, B2, B3, B5, B6
Mehrfach ungesättigte Fettsäuren	Omega-3-Fettsäuren, Linolsäure
Einfach ungesättigte Fettsäuren	Ölsäure
Antioxidanzien	Vitamin C, Vitamin A, Vitamin E
	Polyphenole wie Resveratrol (in roten Weintrauben) oder Rosavin (z. B. Rhodiola rosea, Rosenwurz)
	Carotinoide wie Lycopin (z. B. Tomaten)
Mineralien und Spurenelemente	Kalium, Magnesium, Kalzium, Selen
Energielieferanten	Coenzym Q 10 L-Carnitin

Hirndoping – Neuro-Enhancement

„Schlechte Nachrichten für Mittvierziger" so titelte Anfang Januar 2012 die Neue Zürcher Zeitung. Einer englischen und französischen Studie zufolge sollen die intellektuellen Fähigkeiten eines Menschen bereits ab dem 45. Lebensjahr nachlassen. Besonders hart trifft es Männer, bei denen der Rückgang der Hirnleistung stärker ausgeprägt war als bei Frauen. Geprüft wurden Erinnerungsvermögen, Wortschatz, logisches Denken und sprachlicher Ausdruck. Je schneller der Abbau der Hirnleistung, desto größer das Risiko, später eine Demenz zu entwickeln. Was tun? Wie dem Abbau begegnen? Eine der großen Herausforderungen unserer Zeit, das kognitive Altern zu verstehen.

Das Bedürfnis, die geistige Leistungsfähigkeit oder die Stimmung zu verbessern, ist so alt wie die Menschheit. Psychoaktive Getränke und Substanzen wie Koffein, Kaffee, schwarzer Tee, Matetee, Cola oder Red Bull als Stimulans, Alkohol als Stimmungsmacher, Opium oder Morphin bis hin zu Heroin als Sedativum oder als Angstlöser, Stimmungsaufheller wie Schokolade oder Substanzen wie Ginkgo, Ginseng oder Kava-Kava, haben einen hohen Bekanntheitsgrad.

Muntermacher wie Amphetamine (am bekanntesten Pervitin), Ecstasy, Kokain oder die Überschwemmung mit sogenannten Partydrogen sind jedem geläufig und werden oft ohne nachzudenken konsumiert. Ihre Anwendung dient der Verbesserung der Gedächtnisleistung, der Steigerung der Aufmerksamkeit, der Verbesserung der Stimmung oder der Unterdrückung des Schlafbedürfnisses.

Kaum jemand macht sich Gedanken über das Suchtpotenzial oder über mögliche unerwünschte Wirkungen dieser Substanzen, die Psychosen mit Halluzinationen, unkontrollierbares aggressives Verhalten gegen sich und andere bis hin zu suizidaler Gefährdung, Abhängigkeit oder irreversible Schlafstörungen auslösen können. Alle Substanzen mit Suchtcharakter verändern Schaltungen im Gehirn, sie programmieren das Gehirn regelrecht um (Brain-Effekt).

Hirndoping ist im Alltag angekommen

Die zunehmend komplexer werdende Berufswelt verlangt uns allen erhebliche kognitive Fähigkeiten ab, die nicht immer durch Erfahrung wettgemacht werden können. Der Druck, die Belastung am Arbeitsplatz steigen, Burn-out ist in aller Munde. Warum sollen wir nicht, ähnlich Studenten, unsere Belastungsfähigkeit steigern und unser Gehirn durch Medikamente zu Höchstleistungen antreiben?

Gehirndoping beschreibt eine Verbesserung der Hirnleistung durch Medikamente außerhalb der medizinischen Zulassung. Mehreren Studien zufolge hat 2010 jeder 5. Student Präparate zur Steigerung seiner Denkleistung eingenommen. Inzwischen hat sich – nicht nur bei Studenten – herumgesprochen, dass Medikamente gegen krankheitsbedingte oder altersbedingte Gedächtnisstörungen oder Depressionen auch bei Gesunden wirken. Männer bevorzugen aufputschende und die Konzentration fördernde Mittel, Frauen eher beruhigende gegen depressive Verstimmungen oder Ängste. An die gesundheitlichen Folgen wie psychische Abhängigkeit denkt dabei kaum jemand. Bei den meisten Medikamenten ist zudem unklar, ob sie tatsächlich und auf Dauer bei Gesunden die Leistung verbessern.

Analysen von ärztlichen Verordnungen zeigen, dass zunehmend Erwachsene Substanzen zu sich nehmen, die eigentlich für die Behandlung psychischer Erkrankungen entwickelt wurden. Die Renner derzeit sind Modafinil und Methylphenidat; Letzteres ist unter dem Namen Ritalin bekannt. Viele Menschen schlucken also, in der Hoffnung klüger und glücklicher zu werden oder Existenzängsten zu trotzen, Substanzen, deren Wirksamkeit bisher nicht unbedingt bewiesen und deren körperliche und geistige Langzeitwirkungen noch nicht erforscht sind.

Das sich abzeichnende Phänomen wirft die grundsätzliche Frage auf, ob Neuro-Enhancement – Philosophen sprechen lieber von kognitivem Enhancement – ethisch und moralisch zu vertreten ist. So wurde eine neue wissenschaftliche Disziplin, die Neuroethik, geboren. Bereits 2009 hat sich eine Gruppe von Wissenschaftlern aus unterschiedlichen Bereichen – Philosophie, Medizin, Strafrecht, Psychiatrie und Psychotherapie, Medizinethik sowie Anästhesiologie – zusammengefunden und ein entsprechendes Memorandum erarbeitet (www.gehirn-und-geist.de/memorandum). Die Diskussion von Befürwortern und Gegnern hält bis heute an.

Solange wissenschaftlich nicht bewiesen ist, dass die medizinischen Optimierungsmaßnahmen – bei Gesunden – dem Gehirn auf Dauer nicht schaden, ist es sicherer, entweder weiter Studentenfutter zu sich zu nehmen oder die folgenden Ratschläge in den Alltag zu übernehmen.

Empfehlungen: Was tun bei Konzentrationsstörungen?

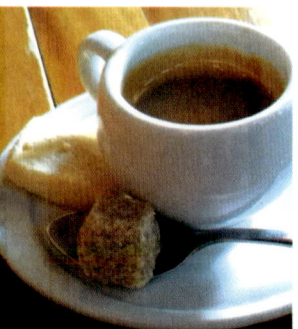

► **Koffein macht munter:** Die Kaffeebohne ist eine der ältesten und beliebtesten psychoaktiven Substanzen weltweit. Täglich drei Tassen, am besten Espresso, fördern die Hirndurchblutung, wirken anregend und sollen vor Demenz und Parkinson schützen. Neuere wissenschaftliche Untersuchungen zeigen, dass Koffein den Blutdruck nicht erhöht. Eine Alternative zu Koffein ist Guarana. Eine Pflanze aus dem Amazonasbecken, deren Früchte nicht nur einen hohen Koffeinanteil, sondern auch weitere wertvolle sekundäre Pflanzenstoffe enthalten.

► **Kurzschlaf statt Hirndoping:** Ein Mittagsschlaf bewirkt oft mehr als eine Tasse Kaffee und ist ein äußerst effektives Mittel zur Leistungssteigerung. Ein Kurzschlaf von wenigen Minuten, der auch am Schreibtisch gelingt, oder eine Muskelentspannungsübung machen munter und für längere Zeit wieder leistungsfähig.

► **Freie Radikale einfangen:** „One apple a day, keeps the doctor away" sagt ein altes Sprichwort und meint Vitamin C. Die Ascorbinsäure ist das bekannteste Antioxidans, das freie Radikale einfängt und so die Gehirnzellen vor Zerstörung bewahrt. Dasselbe gilt auch für andere Vitamine oder bioaktive Pflanzenstoffe, wie sie in Brokkoli, Zucchini, Tomaten, Obst und allen Gemüsesorten enthalten sind. Auch Trockenfrüchte sind reich an bestimmten Antioxidanzien, reich an unterschiedlich wertvollen Polyphenolen.

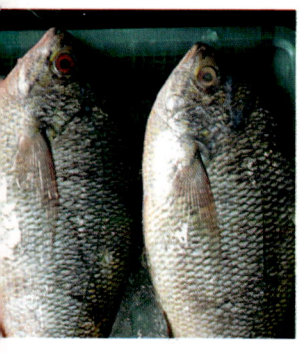

► **Viel Fisch essen, pflanzliche Öle bevorzugen:** Omega-3-Fettsäuren unterstützen im Gehirn Lernen und Erinnern durch verstärkte Bildung neuer Verbindungen zwischen den Nervenzellen (Neurogenese). Nicht nur Kaltfische wie Wildlachs, Makrele, Sardine oder Hering enthalten Omega-3-Fettsäuren; ebenso Leinsamen-, Nuss- oder Rapsöl, Kiwis, Walnüsse, Nüsse überhaupt, Fleisch von Weidetieren oder Wild. Beim Fleischeinkauf sollte man darauf achten, dass das

Fleisch nicht von Zuchttieren stammt. Als Alternative zu Fisch ist das hochwertige Krillöl zu empfehlen. Es enthält neben Omega-3-Fettsäuren besonders viele Phospholipide (Phosphatidylserin). Phospholipide sind komplexe Fette, die vor allem die Membranen von Nerven stabilisieren, den Austausch von Nähr- und Abbaustoffen verbessern und bei der Zell-Zell-Kommunikation transmembranöse Transportvorgänge und den Transport von Neurotransmittern steuern.

▶ **Ausgewogene Ernährung, Kalorien einsparen:** Die Mittelmeerküche bietet den besten Schutz und die beste Unterstützung fürs Gehirn und seine Funktionen. Viel Olivenöl – einfach ungesättigte Fettsäuren, Ölsäure und Polyphenole, Pasta – Kohlenhydrate, frisches Gemüse – Antioxidanzien und Polyphenole. Ebenso bewährt hat sich die Okinawa-Diät mit viel Fisch, Soja, Tofu und Gemüse. Eine kalorienreduzierte Kost erhält das Gehirn insgesamt leistungsfähiger. Weniger essen hält Körper und Geist gesund. Und: Essen Sie mit Genuss und Freude.

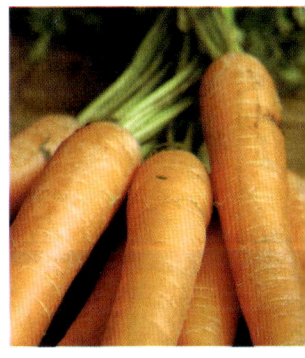

▶ **Süßigkeiten:** Gelegentlich sündigen ist erlaubt. Süße Schokolade gilt bei vielen als Stimmungsaufheller. Am besten verträgt das Gehirn Schokolade mit einem hohen Kakaoanteil. Kakao fördert die Hirndurchblutung – ähnlich wie Koffein. Auch Nüsse und Trockenfrüchte, die reich an ungesättigten Fettsäuren und reich an lebensnotwendigen Aminosäuren sind, unterstützen nicht nur auf der süßen Seite (Glukose) den Gehirnstoffwechsel.

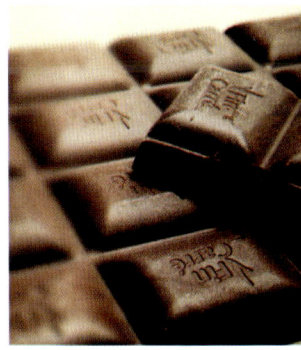

▶ **Rotwein (in Maßen) ist gesund:** Resveratrol, ein Polyphenol der Weintraube, ist ein Antioxidans, das den geistigen Abbau verzögert. Mehr als 15 g Alkohol täglich sollten es aber nicht sein. Für Frauen heißt das etwa ein Glas mit 100 ml Wein (0,1 l), für Männer ist das Doppelte erlaubt. Ein Mehr an Alkohol bewirkt das Gegenteil und ist Gift für die Neuronen.

▶ **Bewegung schadet nicht:** Bringen Sie Bewegung in Ihren Alltag. Wer geistig fit bleiben will, soll sich mehrmals in der Woche
mindestens eine halbe Stunde bewegen. Das Gehirn wird besser
durchblutet, Neurone wachsen. Tanzen fördert die Beweglichkeit,
das Gleichgewicht, das Gedächtnis und soziale Kontakte.

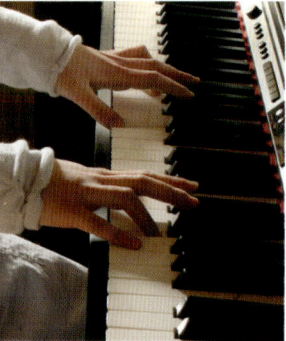

▶ **Gehirnjogging:** Denksportaufgaben, so hat die
Wissenschaft herausgefunden, haben nicht den Stellen-
wert für geistige Fitness, wie lange geglaubt. Sicher ist
es nicht falsch, Kreuzworträtsel oder Sudokus zu lösen.
Es ist eine Beschäftigung, die die Zeit ausfüllt, das Gedächtnis aber nicht positiv beeinflusst. Derzeit untersu-
chen Wissenschaftler, welche Hirnprozesse durch wel-
ches Training verändert werden können. Dazu gehören
Sprachen lernen und anwenden und auch Singen, ein
Musikinstrument lernen und spielen.

Was sonst noch hilft

▶ **Magnesium:** Der Mineralstoff Magnesium ist an einer Vielzahl
neuronaler Vorgänge im Gehirn beteiligt (synaptische Plastizität,
BDNF-alpha-Induktion). Magnesium fördert die kognitive Leistung und erhöht die Gedächtnisleistung. Daneben wirkt Magnesium angstlösend und es erhöht die Stresstoleranz.

▶ **Bacopa** – das indische Gehirn- und Nerventonikum des Ayurve-
da: Brahmi (Bacopa moniera), eine indische Heilpflanze, die als
Gehirn-, Nerven- und Herztonikum seit Jahrtausenden bei Nervosität (angstlösend) und Erschöpfung Verwendung findet. Brahmi wirkt beruhigend ohne müde zu machen, erhöht das Lernver-
mögen, die Gedächtnisleistung und die Konzentration.

▶ **Pilze** – die Neuro-Enhancer der fernöstlichen Medizin: Hericium
erinaceus (Igelstachelbart) ist bei Chinesen und Japanern zur Verbesserung leichter kognitiver Störungen sehr beliebt. Bestandteile
dieser Pilze enthalten Faktoren, die zum Wachstum von Nervenzellen notwendig sind.

Cordyceps sinensis (Raupenpilz) verbessert den Energiestoffwechsel, stärkt die Abwehrkräfte und beschleunigt die Heilung einer Vielzahl von Erkrankungen.

▶ **Rhodiola rosea** – der Stressmodulator: Rhodiola, ein Dickblattgewächs aus der arktischen Region, ist ein bewährtes Mittel gegen Leistungsminderung. In der traditionellen russischen Medizin wird die Rosenwurz zur Förderung der Hirnleistung eingesetzt. Als Adaptogen greift Rhodiola in den Stoffwechsel der Stresshormone Adrenalin und Cortisol ein. Adaptogene verbessern die Stressresistenz und damit die physische und psychische Leistungsfähigkeit.

Substanzen wie Bacopa, Cordyceps oder Rhodiola sind Heilmittel der ayurvedischen und traditionellen chinesischen Medizin. Sie sind heute im deutschsprachigen Raum entweder in Apotheken oder über den Handel als Nahrungsergänzungen oder ergänzend bilanzierte Diäten erhältlich.

Eine zusätzliche Einnahme von Magnesium zur Verbesserung der Gedächtnisfunktion sowie die Einnahme von Vitamin B6, Vitamin B12 und Folsäure zur Unterstützung des Neurotransmitterstoffwechsels sind die Grundlage für ein leistungsfähiges Gehirn bis ins hohe Alter.

Tipp

„Wer rastet, der rostet", das gilt auch fürs Gehirn. Ein reges soziales Umfeld unterstützt die Merkfähigkeit und die Konzentration ebenso wie der Verzicht auf Nikotin und der Verzicht auf übermäßigen Alkoholgenuss.

Expertenwissen

Neuro-Enhancement

Smart Drugs oder Neuro-Enhancer sind Stoffe, mit denen gesunde Menschen die kognitiven Leistungen ihres Gehirns merklich steigern können (Hirn-Doping), ohne deutliche unerwünschte Wirkungen oder Nachwirkungen befürchten zu müssen.

Stoffe wie Methylphenidat oder Modafinil kommen dieser Definition nahe. Weitere, weniger wirksame Substanzen, unter anderem Prozac, Piracetam, Vinpocetin, Selegilin oder Amphetaminderivate werden getestet.

Von den „Pillen fürs Gehirn" erhoffen sich mehr als zwei Millionen Menschen in Deutschland mehr Konzentration und dadurch mehr Leistung. Ursprünglich waren die Medikamente zur Bekämpfung schwerer Krankheiten zugelassen. Zu welchen Langzeitfolgen Missbrauch führt, ist noch völlig unklar.

Methylphenidat: Ritalin – „Kokain" fürs Büro und Studium

Die kokainähnliche Substanz wird vor allem zur Behandlung der Aufmerksamkeitsdefizits- und Hyperaktivitätsstörung (ADHS) bei Kindern eingesetzt. Das Arzneimittel wirkt Antrieb und Aufmerksamkeit steigernd, weil es für den Anstieg des „Glückhormons" Dopamin im Körper sorgt.

Gesunde erhoffen sich eine bessere Konzentrations- und Leistungsfähigkeit sowie die Unterdrückung ihrer Müdigkeit. Bekannte unerwünschte Wirkungen: psychische Erkrankungen, Herzrhythmusstörungen, Abhängigkeit.

Expertenwissen

Modafinil: Vigil – der Wachmacher mit Nebenwirkungen

Modafinil hat eine stimulierende Wirkung und wird in der Medizin zur Behandlung der seltenen Schlafkrankheit Narkolepsie (Sekundenschlaf) eingesetzt.

Wie es genau wirkt, ist nicht bekannt. Vermutlich verlangsamt es die Ausschüttung eines schlaffördernden Botenstoffs und hält die betroffenen Menschen auf diesem Wege wach.

Gesunde versprechen sich gesteigerte Aufmerksamkeit und Wachheit, ohne einen Rausch zu erleben. Die häufigsten unerwünschten Wirkungen: Schwindel, Kopfschmerzen, Übelkeit, Durchfall. Da nicht genau bekannt ist, wie das Medikament wirkt, können gesundheitliche Langzeitfolgen nicht ausgeschlossen werden.

Piracetam: Schnelldenken auf Rezept

In Deutschland ist Piracetam das meistverordnete Medikament bei Demenz. Kurzfristig verbessert es die Denkleistung, indem es den Hirnstoffwechsel anregt. Eine dauerhafte Wirkung ist jedoch umstritten.

Gesunde versprechen sich zum Beispiel Hilfe beim Lernen von Vokabeln oder Sprachen, da das Medikament auch auf das Sprachzentrum wirkt. Unerwünschte Wirkungen: Neben Schlafstörungen, Übelkeit, Durchfall können auch Depressionen auftreten.

Expertenwissen

Fluoxetin: Prozac – Glückspillen mit Suizidgefahr

Fluoxetin wird häufig bei Depressionen eingesetzt. Das Medikament erhöht „künstlich", also nicht auf natürliche Weise, den Spiegel des „Glückshormons" Serotonin, wodurch sich die Stimmung verbessert.

Gesunde versprechen sich von dem Medikament, dass sie damit leichter durchs Leben kommen.

Die fatalste unerwünschte Wirkung: erhöhte Selbstmordgefahr! Weitere unerwünschte Wirkungen: Verwirrtheit, unkontrollierte Krämpfe, Abhängigkeit.

Metoprolol: Ein Betablocker gegen Lampenfieber

Medikamente wie Betablocker werden in der Medizin bei Bluthochdruck, Herzerkrankungen oder Migräneattacken eingesetzt. Betablocker hemmen die aktivierende Wirkung von „Angsthormonen" (Stresshormonen) und senken damit die Stressanfälligkeit.

Gesunde Menschen, unter ihnen Manager, Politiker, Schauspieler oder Berufsmusiker, unterdrücken damit ihr Lampenfieber. Unerwünschte Wirkungen: Müdigkeit, Stimmungsschwankungen, Verwirrtheit; auf der körperlichen Ebene Durchblutungsstörungen, akute Verkrampfungen der Luftwege, Verlangsamung des Herzschlags und Gefahr von Impotenz.

Depressive Verstimmung – Höhen gehören ebenso zum Leben wie Tiefen

Depressive Verstimmung ist ein Begleiter von chronischem Stress, Erschöpfung, Burn-out und Schlafstörungen.

Auch wenn unzählige Artikel in Zeitschriften und Ratgebern uns eine Menge Tipps geben, wie wir glücklicher werden, erleben wir neben schönsten Zeiten auch immer wieder Momente, die uns weniger angenehm sind. Doch die Gegensätze glücklich und unglücklich, Freude und Schmerz gehören zum Leben wie der Wechsel von Tag und Nacht.

Jeder Mensch reagiert anders darauf, wenn er plötzlich den Job verliert, die Kinder aus dem Haus gehen, die Partnerschaft zerbricht oder ein nahe stehender Mensch stirbt. Niedergeschlagenheit, Trauer, Wut oder Angst sind mögliche Gefühlszustände, wenn Körper, Geist und Psyche aus dem Gleichgewicht geraten.

Abhängig von den Einflussfaktoren werden Belastungen unterschiedlich erlebt und unterschiedlich verarbeitet. Was der eine locker und mit Humor sieht, vermiest dem anderen bereits den Tag: eine depressive Verstimmung.

Depressive Verstimmungen sind Reaktionen auf Veränderungen, die in allen Lebenslagen auftreten können.

Loslassen von alten Rollen bedeutet für viele Menschen eine große Herausforderung. Selbstwertgefühle bekommen Risse: Gestern noch unersetzlich, wird man heute nicht mehr gebraucht. Unmittelbar treten Existenzängste auf, die sich bis hin zu Panikattacken auswirken können. Das Herz rast, der Blutdruck steigt, man fühlt sich krank. Die Zeichen einer depressiven Verstimmung sind vielfältig, die Ursachen auch.

Zeichen einer depressiven Verstimmung

- ▶ Unsicherheit
- ▶ Ängste, bis hin zu Panikattacken
- ▶ Zukunftsängste
- ▶ Traurigkeit
- ▶ Energielosigkeit
- ▶ Antriebslosigkeit
- ▶ Kopfschmerzen
- ▶ Verspannungen
- ▶ Schlafstörungen
- ▶ Infektanfälligkeit
- ▶ Appetitstörungen
- ▶ nachlassende Libido

Ursachen einer depressiven Verstimmung
(beispielhaft)

- ▶ Dauerstress
- ▶ Burn-out
- ▶ Unterforderung (Bore-out)
- ▶ Ärger im Beruf
- ▶ Ärger in der Familie
- ▶ „Empty-Nest"-Syndrom
- ▶ Mobbing
- ▶ Arbeitsplatzverlust
- ▶ schwere Erkrankungen
- ▶ Todesfälle im nahen Umfeld
- ▶ Partnerschaftskonflikt/Trennung
- ▶ Pensionierung
- ▶ Schlafstörungen
- ▶ traumatische Erfahrungen
- ▶ posttraumatische Belastungsstörung
- ▶ Schwangerschaft
- ▶ Umzug

Zeichen und Ursachen sind ähnlich den Zeichen und Ursachen, die in den Kapiteln Burn-out und Schlafstörungen beschrieben sind.

Weitere Ursachen – Veränderungen im Berufsleben

- ▶ fundamentale Veränderung unserer Lebensweise
- ▶ zunehmend komplexere Berufswelt (Globalisierung)
- ▶ Konkurrenzdruck
- ▶ Arbeitsintensität
- ▶ Zeitdruck über längere Zeiträume hinweg
- ▶ Entscheidungsdruck ohne ausreichende Zeit und ohne ausreichende Information
- ▶ zu wenig Rückmeldung, Anerkennung, sachliche und emotionale Unterstützung

Weitere Ursachen – allgemeine Veränderungen

- ▶ Wettbewerbsdruck in Beruf, Familie, sozialer Umgebung
- ▶ unklare Rollendefinition in Beruf, Familie, sozialem Umfeld
- ▶ Freizeitstress
- ▶ ständige Lärmbelästigung
- ▶ Reizüberflutung, übermäßiger Medienkonsum
- ▶ Bewegungsmangel
- ▶ zu energiereiche Ernährung

Schlechte Laune schon beim Frühstück? Sie kennen das, wenn Sie schlecht geschlafen haben. Manche Menschen gleiten in der winterlichen dunklen Jahreszeit in ein Stimmungstief. Ein Zustand, der als Winterdepression bezeichnet wird und der sich im Frühjahr mit mehr Tageslicht von selbst wieder auflöst.

In unserer sich seit Jahren dramatisch verändernden Arbeitswelt, die Auswirkungen auch auf unser familiäres und soziales Umfeld hat, ist die Zahl der depressiven Verstimmungen aufgrund der chronischen Stressbelastung mit unterschiedlichen Erschöpfungszuständen bis hin zum Burn-out stark angestiegen.

Nicht immer ist es einfach, eine depressive Verstimmung von einer psychischen Erkrankung, der angeborenen endogenen Depression (heute: Major Depression) oder einer Borderline-Störung (manisch-depressive Erkrankung) zu unterscheiden. Im Zweifelsfall, vor allem dann, wenn Suizidgedanken, Aussichtslosigkeit oder Selbstanklagen

geschildert werden, ist eine psychiatrische Klärung und eine psycho-
therapeutische Begleitung unbedingt erforderlich.

Was geschieht?

Die Hauptdarsteller des Dramas heißen Cortisol und Serotonin.
Cortisol, das zentrale Hormon der Stressreaktion mit starken anti-
entzündlichen Eigenschaften, und Serotonin, das Glückshormon,
der Neurotransmitter, der unsere Gefühle steuert. Häufen sich Belastungen, verursacht beispielsweise durch Konflikte oder auch Erkrankungen, über einen längeren oder kürzeren Zeitraum, können
Schlafstörungen und Erschöpfungszustände als Begleiterscheinung
eine depressive Verstimmung auslösen.

Chronischer Stress und seine Folgen, Erschöpfungszustände bis hin
zu Burn-out und Schlafstörungen sind für unseren Organismus eine
Dauerbelastung und stören das Gleichgewicht der Neurotransmitter.
Als Folge sinken die Konzentrationen von Cortisol und Serotonin ab
und sind für das Bild der Verstimmung verantwortlich.

Jede Form von Stress löst kurzfristige Entzündungsreaktionen aus.
Entzündungen nicht im klassischen Sinn, sondern in Form einer nur
leicht erhöhten Aktivität entzündungsfördernder Substanzen im Organismus (silent inflammation). Zu den entzündungsaktivierenden
Stressoren zählen chronischer Stress, psychische Belastungen und
auch Schlafmangel. Adrenalin und Noradrenalin, die bei der Stressreaktion vermehrt ausgeschüttet werden, lösen diese Entzündungsreaktionen aus, Cortisol bringt diesen Vorgang zum Stillstand. Damit wird Cortisol vermehrt verbraucht. Ein Cortisolmangel bewirkt
Erschöpfung (Burn-out) und auch Infektanfälligkeit. Des Weiteren
führen Entzündungen zu einem Serotoninmangel, der wiederum eine
depressive Stimmung auslöst. Bei der endogenen Depression ist das
Cortisol stark erhöht, beim Burn-out fehlt es.

Die Zunahme von Depressionen, von der immer wieder berichtet
wird, bedeutet nicht, dass die genetische Veranlagung für einen Serotoninmangel zugenommen hat. Vielmehr führt unsere veränderte

Lebensweise zu einem Serotoninmangel und zu einer Störung der Cortisolbildung, wodurch die körpereigenen Stoffe fehlen, die den Entzündungsmechanismus in der Zelle stoppen.

Das Risiko einer genetischen Veranlagung zur Depression wird mit 10 bis 20 % geschätzt, 80 bis 90 % aller depressiven Verstimmungen sind der Lebensführung anzulasten.

Stimmung machen

Ziel ist die Wiederherstellung der Balance durch Stressabbau. Bewegung, Ernährung und Entspannung wirken dabei unterstützend. Welche vorbeugenden Schritte Sie unternehmen und wie Sie Veränderungen in Ihr Leben einbringen können, lesen Sie im Abschnitt Reiseziele – Belastungen erfolgreich meistern.

Mit biogenen Aminosäuren und ihren Kofaktoren lassen sich bestehende Defizite von Cortisol und Serotonin ausgleichen. Auf natürliche Weise wird so die Balance der am Stressablauf beteiligten Hormone und Neurotransmitter, die Balance zwischen Hemmung und Anregung, wiederhergestellt. Ist das Serotonin ausgeglichen, normalisiert sich auch der gestörte Cortisolstoffwechsel, der normale 24-Stunden-Rhythmus der Cortisolproduktion kommt wieder in Gang.

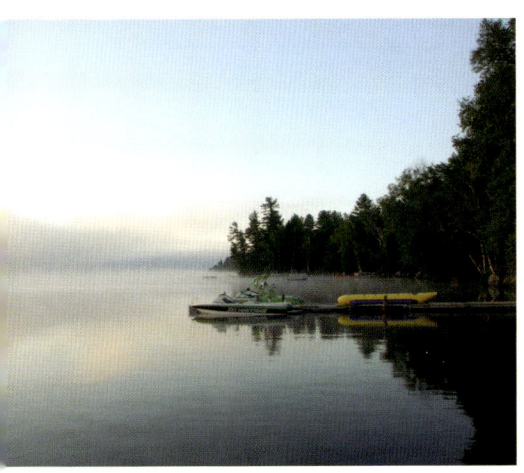

Die Aminosäure Tryptophan, die Vorstufe von 5-HPT und damit von Serotonin, unterstützt den Stressabbau, die Aminosäure Theanin unterstützt die Wirkung von Serotonin. B-Vitamine, vor allem Vitamin B6, B12 und Folsäure sind unabdingbare Kofaktoren für die Bildung der Neurotransmitter im Gehirn. Die Medizin erreicht dasselbe mit Psychopharmaka, mit Serotonin-Wiederaufnahme-Hemmern (SSRI) und angstlösenden Medikamenten. Allerdings machen die Präparate, ähnlich Schlafmitteln, abhängig und sollen nur unter ärztlicher Begleitung angewendet werden.

Tipp

Versuchen Sie, fremdbestimmte Veränderungen zu selbstbestimmten Herausforderungen zu machen. Jedes Ding hat zwei Seiten. Fragen Sie sich, ob die Veränderung, auch wenn sie anfangs fremdbestimmt ist, nicht auch etwas Positives mit sich bringt. Aus Niederlagen können wir gestärkt hervorgehen und aus Niederlagen können wir lernen. Nehmen Sie sich Zeit, denken Sie über sich und Ihr Leben nach. Folgen Sie einem alten Song: „Glücklich ist, wer vergisst, was nicht zu ändern ist."

Aufmerksamkeitsdefizitstörungen (ADS) und Aufmerksamkeitsdefizit-Hyperaktivitätsstörung (ADHS)

„Ob der Phillip heute still wohl bei Tische sitzen will. Also sprach in ernstem Ton der Papa zu seinem Sohn. Und die Mutter blickte stumm auf dem ganzen Tisch herum."

Heinrich Hoffmann (1809–1894)

Wie die Geschichte vom Zappel-Phillip ausgeht, wissen Sie sicher. Phillip schaukelt und gaukelt, trampelt und zappelt und am Ende ist es das reinste Chaos.

Sowohl das Aufmerksamkeitsdefizit-Syndrom (ADS) als auch die Aufmerksamkeitsdefizit-Hyperaktivitätsstörung (ADHS) sind Störungen, die nicht nur bei Kindern, sondern auch bei Erwachsenen auftreten. Kontrovers wird diskutiert, ob ADHS eine Krankheit, eine Störung oder eine Gabe ist. Die Ausprägung und die Folgen hängen hauptsächlich von den individuellen Defiziten, der sozialen Umgebung und der Intensität des Leidensdrucks ab.

ADS und ADHS betrifft Kinder, Jugendliche und Erwachsene

Als Unruhestifter treiben die Kinder Erwachsene und vor allem die Eltern oft bis an den Rand der Verzweiflung. ADHS gilt heute als die häufigste Verhaltensstörung bei Kindern und Jugendlichen – 6 bis 7 %, Jungen häufiger als Mädchen. Entgegen der weit verbreiteten Ansicht, die Störung betreffe nur Kinder und Jugendliche, setzt sich bei mindestens einem Drittel der Betroffenen die Störung bis ins Erwachsenenalter fort.

Störung der Aufmerksamkeit, Beeinträchtigung der Konzentration, mangelnde Impulskontrolle und ausgeprägte Hyperaktivität kennzeichnen das Verhalten der Kinder und Jugendlichen. Im Erwachsenenalter nehmen die Aufmerksamkeitsstörungen oft sogar noch zu.

Da Erwachsene mit ihrem unruhigen Temperament jedoch besser umgehen können, entstehen seltener Konflikte als im Kindesalter.

Versagen in der Schule oder im Beruf bahnen den Weg für die Entwicklung weiterer psychischer Störungen wie Angststörungen, Suchterkrankungen oder Depressionen; die Persönlichkeitsentwicklung der Betroffenen kann beeinträchtigt sein. Die Deutsche Gesellschaft für Psychiatrie, Psychotherapie und Nervenheilkunde (DGPPN) schätzt, dass zwischen 2,5 und 4,5 % aller Erwachsenen unter ADHS leiden.

Ursachen

Neben einer erblichen Disposition spielen psychosoziale Faktoren und Umweltbedingungen, wie beispielsweise die Unterrichtsqualität, eine Rolle. Das gehäufte Auftreten bei Kindern und Jugendlichen steht in einem engen Zusammenhang mit einer sich grundlegend verändernden Lebensweise, mit falscher oder zu energiereicher Ernährung, mit Bewegungsmangel, mit Reizüberflutung durch Fernsehen und Internet, mit wachsenden schulischen und beruflichen Anforderungen, aber auch mit Freizeitstress.

Bei vorhandener genetischer Disposition sind Rauchen der Mutter in der Schwangerschaft ebenso wie Alkoholkonsum, familiäre Probleme (schlechtes Elternhaus) und Reizüberflutung wissenschaftlich als aggravierend, als verschlimmernd, nachgewiesen.

So vererben Eltern mit ADHS ihre Störung an die Kinder. Zusätzlich leiden die Kinder unter Wutausbrüchen, die in diesen Familien häufig sind. Ursache ist häufig eine familiäre Prägung.

In ihrer Bedeutung für die Ausprägung des Krankheitsbildes umstritten sind Unverträglichkeitsreaktionen gegenüber Nahrungsmitteln, Belastung mit Neurotoxinen (Blei, Quecksilber, Aluminium, Kadmium, Arsen) oder Überempfindlichkeit gegenüber Chemikalien.

Eine Unterversorgung mit Mikronährstoffen wie Magnesium, Zink, Niacin, Pyridoxin, Thiamin, Folat, Vitamin C, Omega-3-Fettsäuren kommt gehäuft vor und gilt als gesicherte Ursache für das Auftreten von ADS/ADHS. Ein Mangel an Vitamin B12, Vitamin E, Vitamin B2 und Panthothensäure wird ebenfalls vermutet.

Merkmale von ADHS im Erwachsenenalter und damit einhergehende Beeinträchtigungen im Alltag

- ▶ Unaufmerksamkeit
- ▶ Stimmungsschwankungen
- ▶ Impulsivität
- ▶ emotionale Labilität, bis hin zu Wutausbrüchen
- ▶ Hyperaktivität
- ▶ Unfähigkeit, Aufgaben durchzuführen
- ▶ desorganisiert sein
- ▶ Probleme am Arbeitsplatz
- ▶ Partnerschaftsprobleme

Konzentrationsstörungen und ADS gehören eng zusammen. Weitere Einzelheiten finden sich in der umfassenden Klassifikation ICD-10 der Weltgesundheitsorganisation WHO. Psychologen, Psychiater und Psychotherapeuten ermitteln mit einem Fragenkatalog von 20 Fragen die Diagnose ADHS bei Erwachsenen.

Neben den Defiziten zeichnen ADHS-Betroffene aber auch Stärken aus:

- ▶ Begeisterungsfähigkeit, die sich in Kreativität und Offenheit äußern kann.
- ▶ Impulsivität, die, richtig dosiert, interessante Gesprächspartner aus ihnen macht.
- ▶ Hypersensibilität, die sie Veränderungen schnell erfassen lässt, was sich in einer besonderen Empathie und einem ausgeprägten Gerechtigkeitssinn äußern kann.
- ▶ Die Fähigkeit zur überdurchschnittlichen Fokussierung auf ein Thema, die zu ausdauerndem und konzentriertem Arbeiten füh-

ren kann. Es kann aber auch zu Tagträumen, zur Vernachlässigung der äußeren Realität und sozial störendem Verhalten kommen.

▶ Hyperaktivität, die zu einer besonderen Begeisterung für Hochleistungssport führt.

Hochbegabte Kinder können von ADHS betroffen sein.

Womit kann ADHS verwechselt werden?

Internistische oder neurologische Erkrankungen können ebenso ADHS-ähnliche Symptome hervorrufen wie einige Medikamente oder Drogen. Berücksichtigt werden müssen:

▶ Stoffwechselstörungen der Schilddrüse

▶ Schlafstörungen

▶ Angststörungen

▶ Persönlichkeitsstörungen

▶ affektive Störungen

▶ Schädel-Hirn-Traumata

Zur Abklärung der Diagnose ADS/ADHS ist eine umfassende psychiatrische Anamnese notwendig. Zusätzlich erschwert wird die Diagnose ADHS im Erwachsenenalter dadurch, dass die diagnostischen Kriterien, die für ADHS sprechen, für Jugendliche aufgestellt wurden.

Die Ausprägungen von Aufmerksamkeitsstörungen bei Erwachsenen sind sehr unterschiedlich. Oft fällt es den Betroffenen schwer, sich bei Gesprächen auf das Wesentliche zu konzentrieren. Auch Lesen kann beeinträchtigt sein, weil Textpassagen immer wieder gelesen werden müssen, um den Inhalt zu begreifen.

Viele verlieren sich in Tagträumen, ihre Gedanken verlaufen kreuz und quer; sie arbeiten sehr langsam und es unterlaufen ihnen viele Flüchtigkeitsfehler.

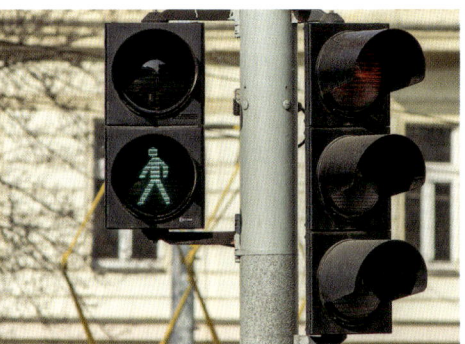

Auch Autofahren verlangt Konzentration; rote Ampeln werden überfahren, Geschwindigkeitsbegrenzungen übersehen. Ohne Navigationssystem unbekannte Strecken zu fahren, ist eine enorme Herausforderung. Studien legen nahe, dass ADHS-Patienten besonders unfallgefährdet sind.

Behandlungsmöglichkeiten

Neben zahlreichen psychotherapeutischen Behandlungsmöglichkeiten wie Verhaltenstherapie, Familientherapie, Erziehungshilfen und Coaching gewinnen Nährstofftherapie und bestimmte Ernährungsformen zunehmend an Bedeutung.

Nährstofftherapie

Wissenschaftlich nachgewiesen ist, dass die tägliche Gabe von Omega-3-Fettsäuren die Symptome der Hyperaktivität innerhalb kurzer Zeit reduziert. Lesen und Schreiben sowie das Verhalten insgesamt konnten signifikant verbessert werden. Eine mögliche Option sind Magnesium und Zink, die eine hohe Affinität zum Dopamin-Transporter im Gehirn haben, ebenso wie Vitamin E.

Ernährung

Der weitgehende Verzicht auf Süßigkeiten und die Umstellung auf eine möglichst vitaminreiche und proteinhaltige, also eiweißreiche Ernährung tragen zur Verbesserung des Beschwerdebildes bei.

Expertenwissen

Stand der Forschung

Derzeit wird als Ursache von ADHS eine angeborene neurogene Stoffwechselstörung angesehen. Die Störung führt zu einer Fehlregulation von Neurotransmittersystemen wie Dopamin und Noradrenalin – neuronale Regelkreise, die für Motivation, Kognition, Emotion und Bewegungsverhalten verantwortlich sind. Eine geordnete Informationsverarbeitung im Gehirn ist behindert. Betroffen sind vor allem die dopaminergen Signalübertragungen.

Deshalb werden zur Behandlung Psychostimulanzien wie das Dopamin-agonistische Ritalin (Methylphenidat) eingesetzt. In 70 % der Fälle normalisieren sich unter Ritalin die Konzentrationsstörungen, der Noradrenalinhaushalt reagiert schwächer. Gelegentlich ernstzunehmende unerwünschte Wirkungen müssen bei der Indikation berücksichtigt werden.

Amphetaminsaft oder Captagon (Fenetyllin) können die eingeschränkte neuronale Aktivität über die vermehrte Bereitstellung von Noradrenalin normalisieren.

Bei Erwachsenen werden trizyklische Antidepressiva (Nortryptilin, Desipramin, Imipramin), Noradrenalin-Wiederaufnahmehemmer Atomoxetin und Edronax oder als Antidepressivum Venlafaxin eingesetzt.

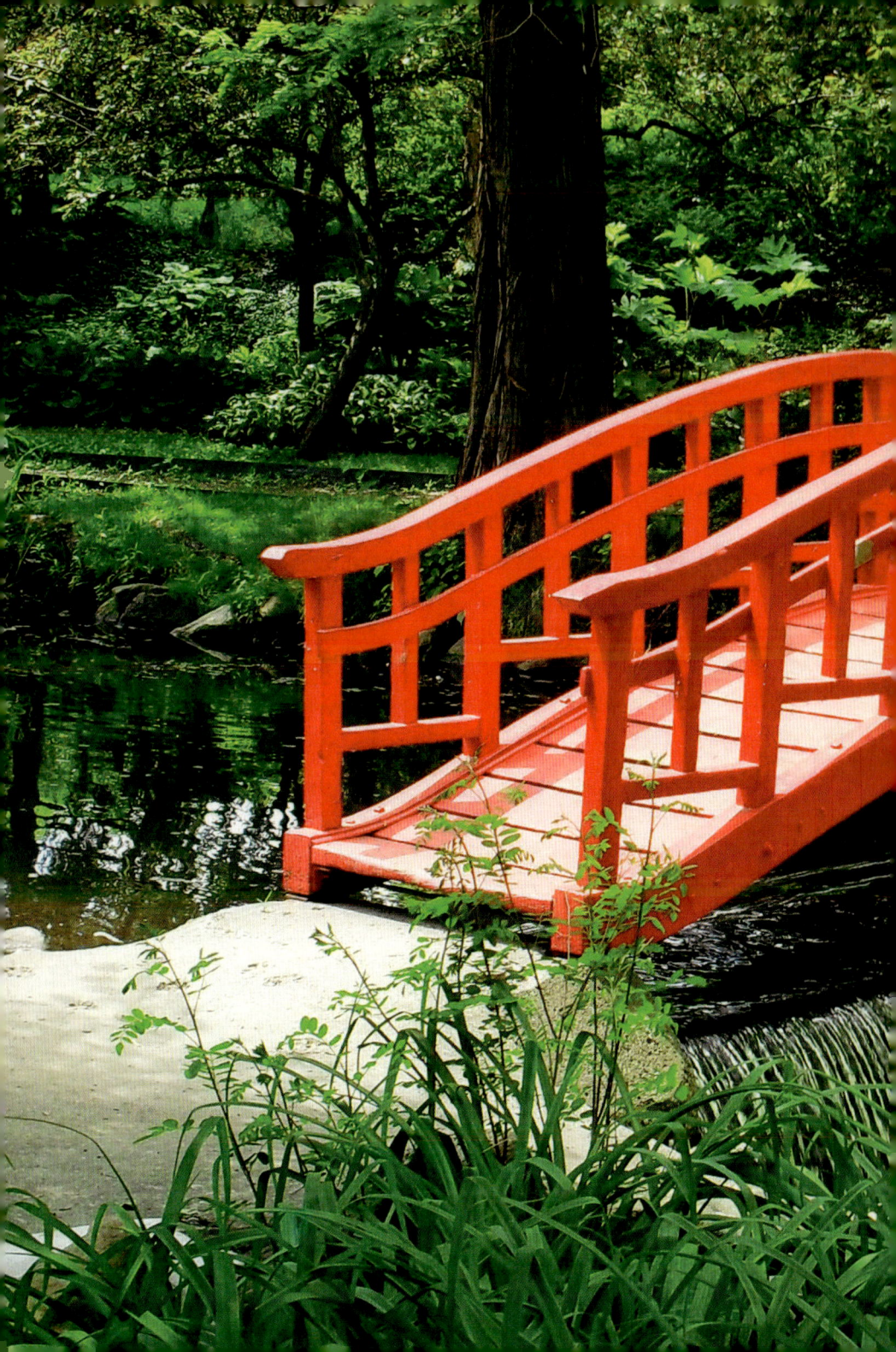

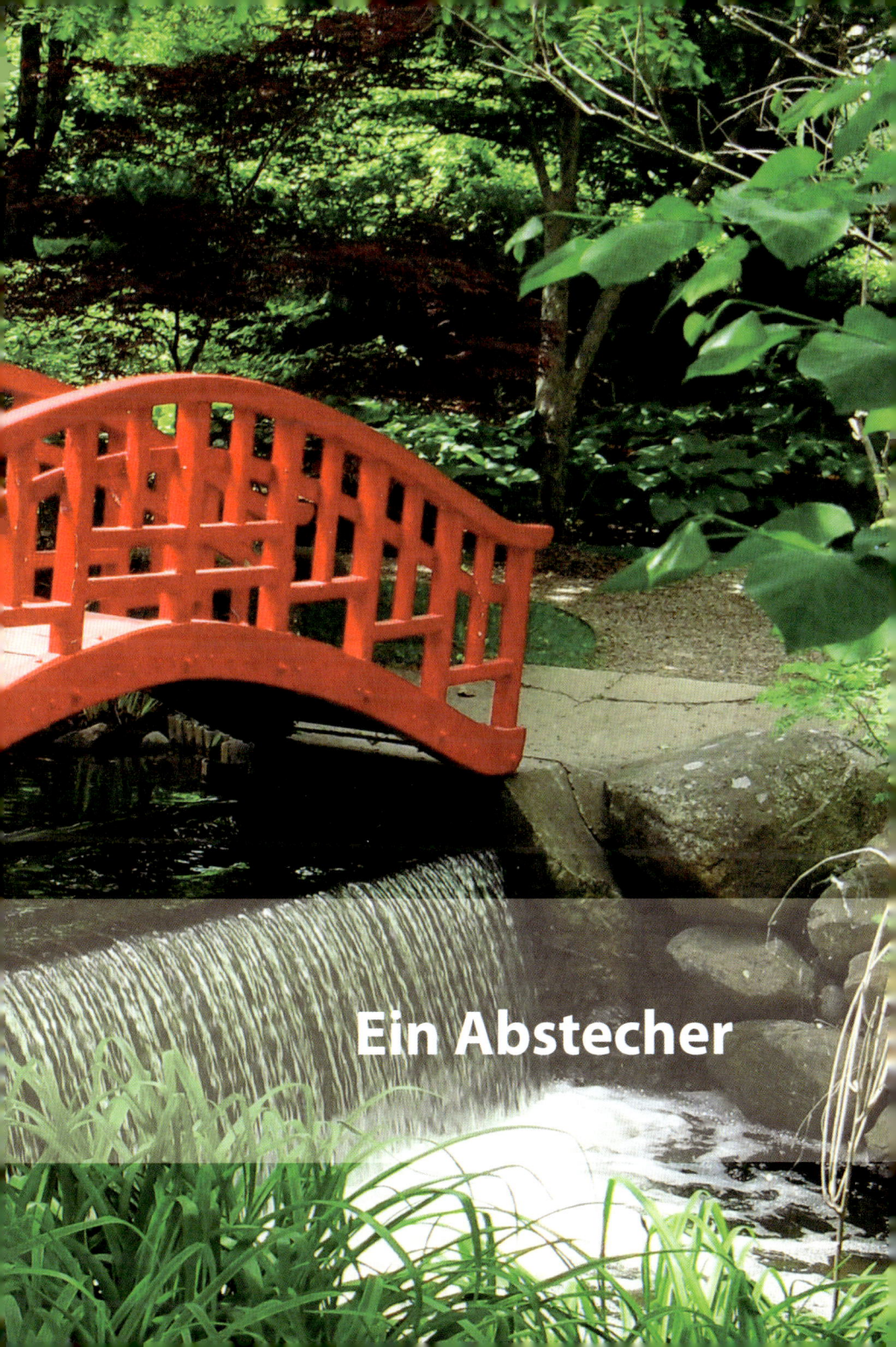

Ein Abstecher

Wie lässt sich Belastung messen?

Es gibt verschiedene Möglichkeiten, Stress zu messen. Einige können Sie selbstständig durchführen, für andere wiederum benötigen Sie Unterstützung.

Die erste Möglichkeit, Belastungen zu messen, ist der Einsatz von Fragebogen. Weitere Möglichkeiten sind einfache Untersuchungen durch ein medizinisches Labor sowie die Analyse des vegetativen Nervensystems über eine Messung der Herzfrequenzvariabilität.

Fragebogen

Mithilfe von Fragebögen können Sie selbst einschätzen, wie sehr Stress Ihren Körper und Ihre Psyche beeinflusst. Durch eigene Auswertung der Fragen mit einem Punktesystem stellen Sie Ihren derzeitigen Stresslevel fest. Sie finden in diesem Buch in den Beiträgen chronischer Stress und seine Folgen und Burn-out entsprechende Tests.

Wenn bereits eine schwerere, stressbedingte Erkrankung vorliegt, sollten die erforderlichen Tests durch medizinische Spezialisten und Psychologen durchgeführt werden. Ihnen stehen eine Reihe von unterschiedlichen wissenschaftlichen Fragebogen-Instrumenten zur Verfügung. Interviews und sogenannte Stresstagebücher, in denen das Tagesgeschehen mit den entsprechenden subjektiv empfundenen emotionalen Situationen durch den Betroffenen dokumentiert wird, liefern weitere Informationen zu den Gründen und der Intensität der Stresserkrankung. Experten verwenden oft die sogenannte LCU-Skala (Life Change Units Skala). Mit dieser wird der Stresslevel bestimmt, indem die Punkte lebensverändernder Ereignisse eines Jahres zusammengezählt und bewertet werden.

Bestimmung der Stresshormone im Labor

Eine weitere Möglichkeit, Stress zu messen, ist die Bestimmung der Stresshormone im Labor. Unter Stress werden vermehrt die Stresshormone Cortisol und Adrenalin und der Botenstoff Noradrenalin ausgeschüttet. Der Körper kann in der Regel mit einer derartigen Situation umgehen und reguliert die Stresshormone nach Ende der Stresssituation wieder herunter. Durch Dauerstress entsteht ein immer größeres Ungleichgewicht der Stresshormone und Gehirnbotenstoffe.

Für die Bestimmung des Stresshormons Cortisol kommt am besten die Messung im Speichel infrage, da im Speichel unmittelbar die freien, biologisch aktiven Hormone messbar sind. Cortisol wird im normalen Tagesverlauf morgens stärker ausgeschüttet als abends. In der Nacht regeneriert sich der Cortisolspiegel wieder und steigt langsam bis zum Morgen wieder an. Um einen Eindruck über eine stressbedingt veränderte Tagesrhythmik von Cortisol zu erhalten, sollte Cortisol mindestens morgens und abends gemessen werden. Die Messung im Speichel ist der Messung im Blut vorzuziehen, da sie sehr einfach mehrmals am Tag erfolgen kann.

Bei Dauerstress und bei stressbedingten Problemen wie Müdigkeit, depressiven Verstimmungen und Schlafstörungen sinkt oft die Produktion des stimmungsaufhellenden Gehirnbotenstoffs Serotonin. Der Serotoninpegel lässt sich sehr gut im zweiten morgendlichen Urin messen. Während der Nacht fällt die Gehirnbotenstoff-Bildung allgemein ab und nimmt erst wieder durch die Anpassung des Nervensystems an die Tagesbelastung zu. Die Ausscheidung von Serotonin im ersten Morgenurin bildet die nächtliche Serotoninsynthese ab, der zweite Morgenurin den Anstieg von Serotonin unter Tagesaktivität.

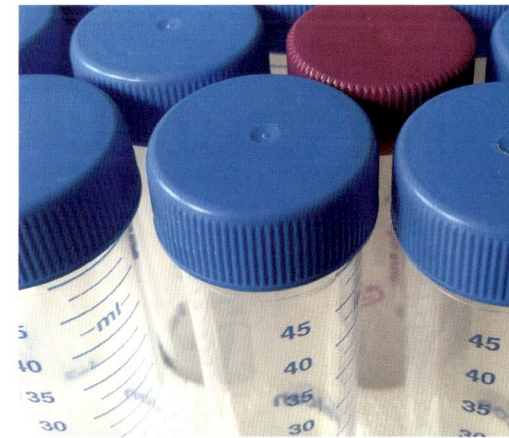

Für die Speichel- und Urin-Probennahme zu Hause gibt es ein Testpaket mit Anleitung. Die Proben werden per Post in das untersuchende Labor geschickt, das die Analysen durchführt. Nach zwei Wochen erhält der Einsender die Ergebnisse mit einer ausführlichen Interpretation. Diese Untersuchung ist auch zur gezielten Abstimmung geeignet, welche Vitalstoffe und Aminosäuren-vorstufen zur Therapie von stressvermittelten Störungen eingesetzt werden sollten.

Analyse der Herzfrequenzvariabilität

Ein weiteres geeignetes Instrument, die Stressbelastung des Körpers zu messen, ist die Analyse der Herzfrequenzvariabilität. Mit Herz-frequenzvariabilität wird die Fähigkeit bezeichnet, die Frequenz des Herzrhythmus zu verändern und an die momentanen Bedürfnisse anzupassen.

Das vegetative Nervensystem steuert lebenswichtige Funktionen wie Atmung, Verdauung, Stoffwechsel und Wasserhaushalt sowie einzelne Organe wie beispielsweise das Herz. Dies geschieht weitgehend ohne unseren Willen. Das vegetative Nervensystem sorgt dafür, dass sich die Organe schnell an äußere Bedingungen anpassen können. Auch psychische und emotionale Zustände, zum Beispiel Stress, Angst oder Wut, beeinflussen das vegetative Nervensystem und führen zu einer Körperreaktion. Es ist der Vermittler zwischen Gehirn und den nicht willentlich beeinflussbaren Körperfunktionen.

Die beiden Hauptnerven des vegetativen Nervensystems sind der Nervus sympathikus (Spannungsnerv) und der Nervus parasympa-thikus, auch Nervus vagus genannt (Entspannungsnerv). Beide sind verantwortlich für das Gleichgewicht von Körperspannung und Ent-spannung. Der Nervus sympathikus wird bei körperlicher und geis-tiger Anstrengung aktiv. Der Nervus parasympathikus, auch Ruhe-Nerv genannt, sorgt für regenerative Prozesse, Ruhe und Erholung.

Dadurch ist das gesunde Wechselspiel zwischen Sympathikus und Pa-rasympathikus ein Basiselement der Stressverarbeitung. Die Aufgabe stressreduzierender Maßnahmen ist im Wesentlichen eine Stärkung des Nervus parasympathikus. Das Zusammenspiel beider Nerven ist sehr komplex, aber dank moderner Computertechnologie heute ver-ständlich mess- und darstellbar.

Durchführung

Während mehrerer Minuten wird mit einem transportablen Gerät die Herzrhythmik über das EKG-Signal aufgezeichnet und daraus anschließend die Fähigkeit des Herzens, Gas zu geben oder zu bremsen, grafisch umgesetzt. Daraus wird die Sympathikus- und Parasympathikus-Aktivität abgelesen.

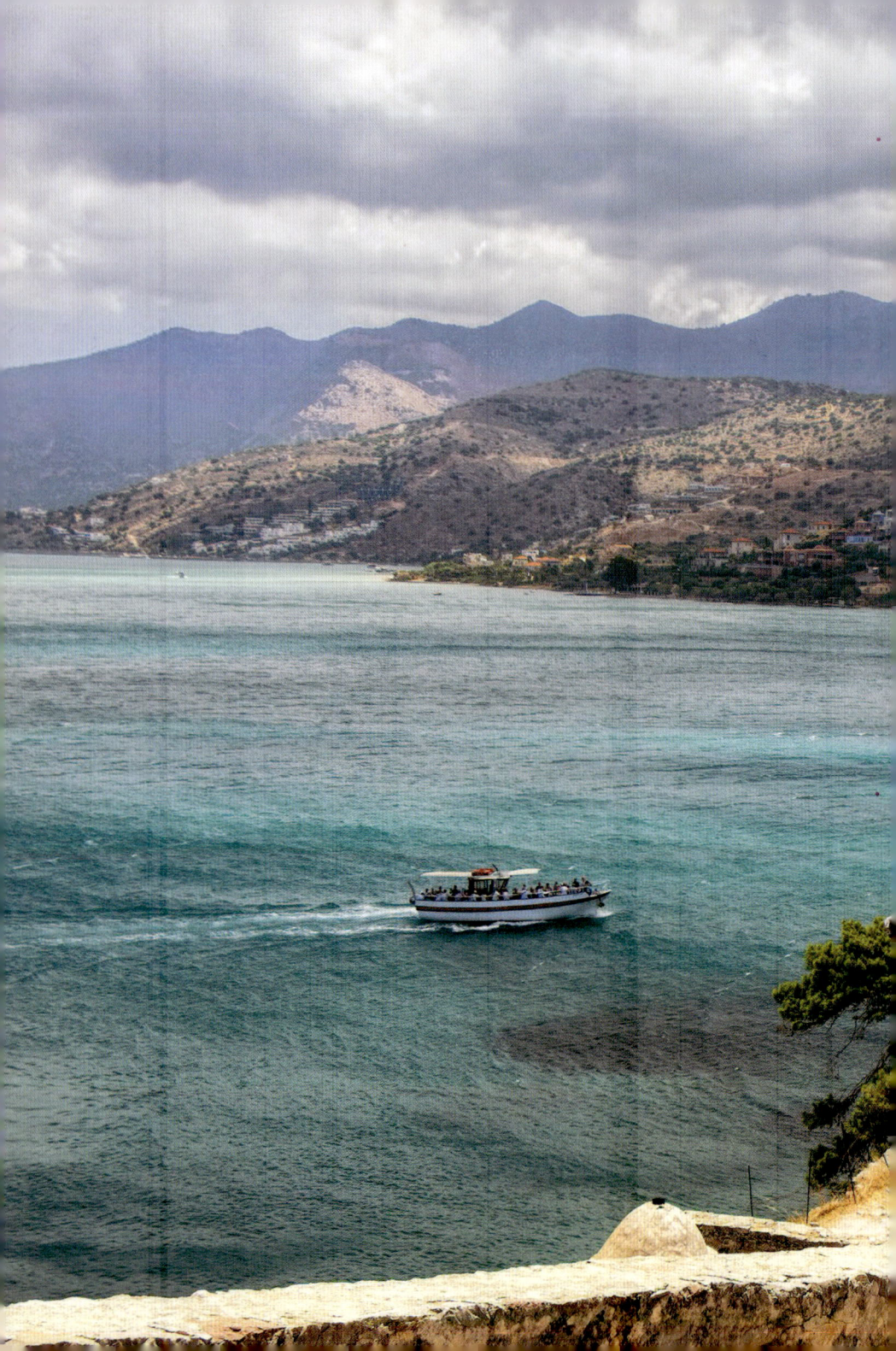

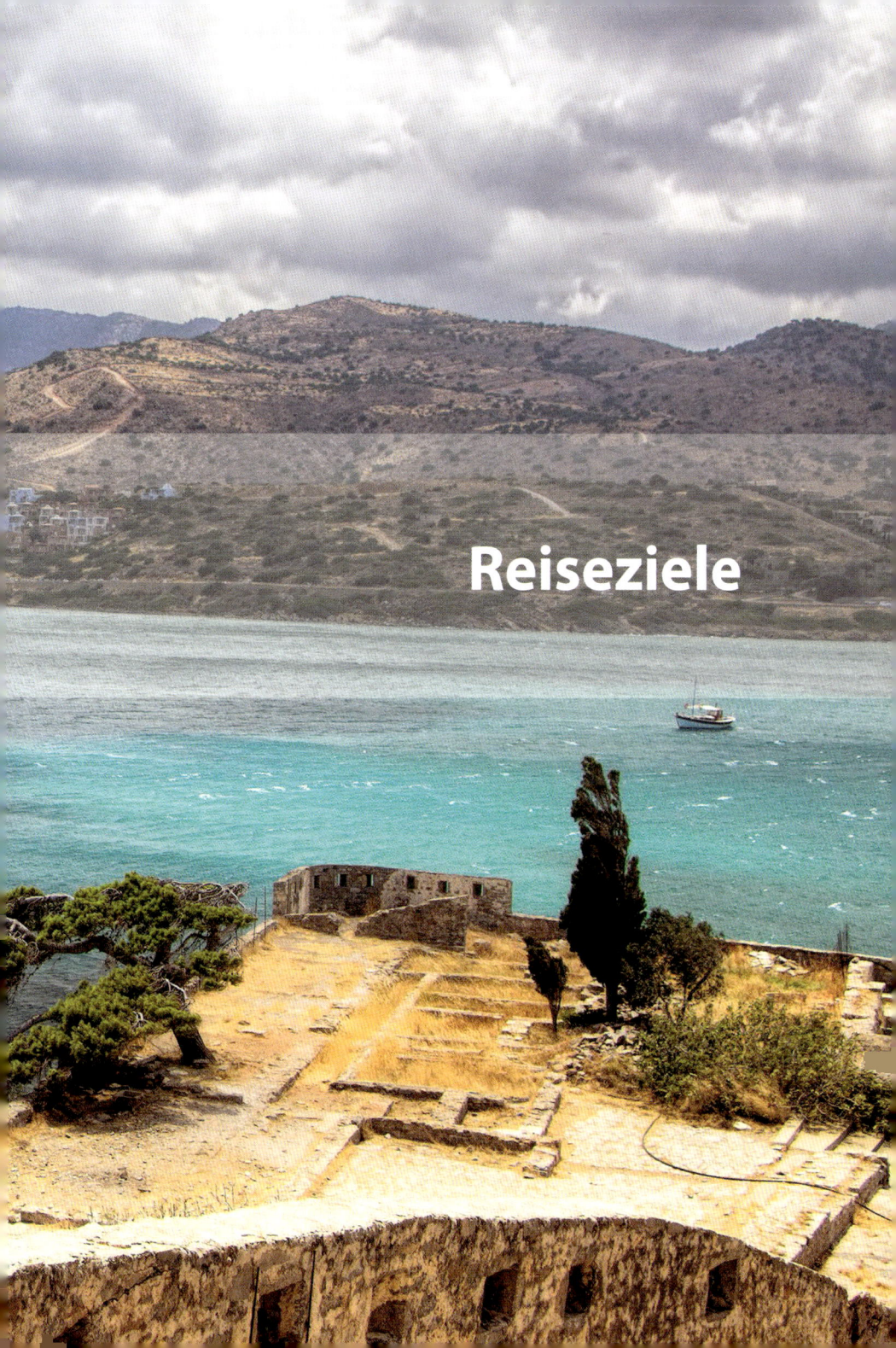

Reiseziele

Belastungen erfolgreich meistern

Bewegung, eine ausgewogene Ernährung und Entspannung, die zu Ihnen passt, bringen Sie zu Ihrem Reiseziel: Belastungen erfolgreich meistern.

Bewegung zur Beseitigung des Affektstaus, Ernährung als Prävention und Entspannung zur Regeneration sind die Reiseziele einer aktiven Lebensführung.

Die heutigen Stressoren im körperlichen Bereich sind Bewegungsmangel, Übergewicht, Fettstoffwechselstörungen und Bluthochdruck. Zudem wird unser Gehirn mit ständig übermäßiger Informationsflut, Multitasking und Dauerlärm auf eine harte Probe gestellt. Wer seine körperliche und geistige Leistungsfähigkeit auf Dauer erhalten will, muss selbst etwas dafür tun.

Das Ziel heißt Gesundheit, die Herausforderung heißt gesund bleiben. Gesundheit ist für uns etwas so Selbstverständliches, dass wir sie häufig missachten. Und, weil Gesundheit etwas so Selbstverständliches ist, nehmen wir sie erst wahr, wenn sie uns abhanden kommt.

Die wichtigste Voraussetzung für Gesundheit ist die körperliche Widerstandskraft. Wenn Sie über starke gesundheitliche Ressourcen verfügen, können Sie gerade in Zeiten vermehrter und starker Beanspruchung Ihre Lebensweise und Ihren Lebensrhythmus aktiv gestalten.

Aktive Lebensführung heißt unseren Tagesablauf so zu planen, dass ausreichend Zeit für eine aktive körperliche Betätigung bleibt, dass ausreichend Zeit für Schlaf und Erholung zur Verfügung steht und dass wir unsere Freizeitaktivitäten kritisch überdenken und gegebenenfalls verändern.

Dazu gehört auch, sich Gedanken über eine mögliche Abhängigkeit von Nikotin, Alkohol und Arzneimitteln zu machen. Der Kraftaufwand dafür und die notwendige Zeit sind meist geringer als anfangs befürchtet.

Bewegung

10 000 Schritte täglich, das haben Wissenschaftler herausgefunden, sind für Ihre körperliche Fitness ein Minimum. Ob Treppensteigen, eine Station eher aus öffentlichen Verkehrsmitteln aussteigen oder ein abendlicher Spaziergang: Jede Aktivität hilft, Ihr Soll zu erreichen. Smartphone und Fitness-Armband unterstützen Sie, Ihr tägliches Soll zu erreichen und den Grad Ihrer körperlichen Fitness zu beobachten.

Die Stressreaktion – Flucht oder Angriff – ist ein natürlicher Verteidigungsmechanismus, eine Mobilisierung aller uns zur Verfügung stehenden muskulären Kräfte, um unser Überleben zu sichern. Die Vielzahl der Stressoren, die Häufigkeit der Alarm- und Abwehrreaktionen haben zugenommen, die Möglichkeiten der Abreaktion und Regeneration werden weniger. Es kommt zum Affektstau mit den Folgen Schlaflosigkeit und Erschöpfungszuständen bis hin zum Burn-out. Die Flucht in Nikotin, Alkohol oder Drogen ist oft nicht weit.

Bewegung ist der adäquate Stressabbau. Bewegung steigert nicht nur die körperliche Fitness und Belastbarkeit, sondern fördert auch die geistige Leistungsfähigkeit. Um auf Dauer leistungsfähig zu bleiben, braucht unser Organismus regelmäßige Bewegung.

Auf einen Blick – Was macht Bewegung?

▶ Bewegung baut kurzfristig das „Kampfhormon" Cortisol ab.
▶ Bewegung hält langfristig den Stresspegel niedrig.
▶ Bewegung setzt das „Glückshormon" Serotonin frei und neutralisiert wiederum das Kampfhormon Cortisol.
▶ Bewegung versorgt das Gehirn mit Sauerstoff und unterstützt damit die Konzentration und die Kreativität.
▶ Bewegung stärkt die Kondition, die körperliche Fitness, das Herz-Kreislauf-System und das Immunsystem.

Welche Bewegung ist für mich die Richtige?

Bewegung, in welcher Form auch immer, soll Ihnen Spaß und Freude machen und ein willkommener Ausgleich zu den alltäglichen Belastungen des beruflichen Alltags sein.

Bewegung ist ähnlich der Ernährung etwas sehr Individuelles. Egal was Sie sich vornehmen, richten Sie sich nach Ihrer derzeitigen körperlichen Verfassung und Ihrem allgemeinen Gesundheitszustand und beziehen Sie Ihre körperlichen Voraussetzungen und Ihr Alter mit ein.

Empfehlungen: Was kann ich tun, um mich mehr zu bewegen?

▶ **Aller Anfang ist schwer:** Auch wenn es anfangs für Sie ungewohnt ist: Überwinden Sie sich. Bereits nach einigen Tagen werden Sie bemerken, dass Sie tagsüber weniger müde sind, dass Sie besser schlafen, dass Sie ausgeglichener, dass Sie weniger nervös und ungeduldig sind, dass Sie sich besser fühlen, dass Sie belastbarer und insgesamt zufriedener sind.

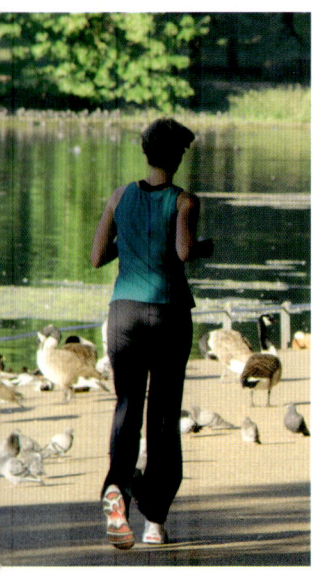

▶ **Erste Schritte:** Finden Sie heraus, welche Bewegung zu Ihnen passt. Und ganz wichtig: Finden Sie heraus, welche Bewegung Ihnen Spaß macht. Fahrrad fahren, Wandern, einfach nur stramm Spazierengehen, Walken, im Winter Langlaufen, Schwimmen, Gartenarbeit im Frühjahr, Sommer und Herbst, Tanzen, Singen, ein Instrument spielen, es gibt viele attraktive Möglichkeiten.

▶ **Kommen Sie in Bewegung:** Überprüfen Sie Ihre alltäglichen Gewohnheiten. Benutzen Sie die Treppe anstatt den Fahrstuhl, nehmen Sie das Fahrrad oder gehen Sie zu Fuß. Lassen Sie, wann immer es geht, das Auto stehen. Planen Sie Ihre sportlichen Aktivitäten fest im Terminkalender ein. Überlassen Sie nichts dem Zufall oder der Laune. Verabreden Sie sich mit

Freunden oder einer gleich gesinnten Gruppe. Wenn Sie niemanden finden, der Ihre Interessen teilt und Sie nicht allein aktiv sein wollen, sehen Sie sich nach Gruppen um: Sportvereine und kommunale Einrichtungen bieten ein breites Programm geeigneter Aktivitäten an. Fehlt Ihnen noch etwas Motivation? Vielleicht probieren Sie es mit einem Personal Trainer. Individueller und intensiver geht es vermutlich kaum.

Wie kann mein Programm aussehen?

Ein maßvolles Training dreimal pro Woche über eine halbe Stunde ist ideal, um Fitness aufzubauen und dauerhaft zu erhalten. Wenn Sie sich danach fühlen, können Sie auch mehr trainieren.

Mit welcher Intensität soll ich trainieren?

Kommen Sie nicht außer Atem, Sie sollten nur leicht schwitzen. Eine gute Orientierung ist die Herzfrequenz. Legen Sie während des Trainings ein Pulsmessgerät an. Die Trainingsintensität sollte im aeroben Bereich liegen. Fettverbrennung beginnt nach etwa 30 Minuten bei einer Pulsfrequenz von 100/Minute. Als Faustregel kann auch 180 minus Lebensalter herangezogen werden.

Aerob – Anaerob

Mit aerobem Training wird Ausdauertraining bezeichnet, bei dem der Puls unter 140 Schlägen pro Minute liegt. Die Belastung hierbei ist moderat und länger anhaltend, wie sie beispielsweise beim Laufen, Schwimmen, Radeln und Skilanglauf vorkommt. Bei diesen Aktivitäten werden in erster Linie rote Muskelfasern beansprucht, die Sauerstoff als Energieträger aufnehmen. Zur Fettverbrennung ist aerobes Training sehr geeignet.

Anaerobes Training ist beispielsweise Krafttraining. Der dafür eingesetzte Kraftaufwand ist hoch und kurzzeitig. Dazu gehören beispielsweise Gewichtheben oder Kugelstoßen. Bei diesen Belastungen werden hauptsächlich die weißen Muskelfasern beansprucht, die für ihre Arbeit keinen Sauerstoff benötigen. Beim anaeroben Training werden hauptsächlich Kohlenhydrate verbrannt.

Ein Ausdauertraining bewirkt mehr als Kraft- oder Dehnübungen. Da körperliche Fitness sich nicht von heute auf morgen einstellt, ist Geduld angesagt. Nehmen Sie sich einige Wochen Zeit, um ein bestimmtes Ziel zu erreichen. Setzen Sie sich Ihr Ziel zu Beginn nicht zu hoch. Überdenken Sie immer Ihre Ziele und passen Sie sie dem Erreichten immer wieder an. Zuviel Ehrgeiz macht Stress und bewirkt damit das Gegenteil.

Was ist sonst noch zu beachten?

Körperliche Aktivität regt den Appetit an. Deshalb Essen und vor allem Trinken nicht vergessen. Mit dem Essen führen Sie Ihrem Körper die Energie zu, die er braucht, damit das Training ein Erfolg wird. Wenn Sie ins Schwitzen kommen, verliert der Körper Flüssigkeit.

Auf Flüssigkeitsmangel reagiert Ihr Gehirn möglicherweise mit Kopfschmerzen, mit Konzentrationsstörungen und nachlassender Ausdauer. Nehmen Sie deshalb immer eine Trinkflasche zum Sport mit.

Wieviel sollen Sie trinken? Faustregel: Trinken Sie, bis Ihr Urin hell ist.

Wenn Sie einmal keine Lust haben, lassen Sie es zu und setzen Sie sich nicht unter Druck. Aber, erlauben Sie sich keine Ausreden.

Wichtig: Beziehen Sie bei allen Ihren Aktivitäten Ihre Familie bzw. Ihr soziales Umfeld mit ein.

Ausdauertraining ist eine sehr empfehlenswerte körperliche Aktivität zur Steigerung der Vitalität.

Die positiven Folgen:

- ► Stressabbau
- ► Stabilisierung des Herz-Kreislauf-Systems
- ► Stabilisierung des Blutdrucks
- ► Senkung eines erhöhten Blutdrucks
- ► Verbesserung des Fett- und Zuckerstoffwechsels
- ► Abbau von Übergewicht
- ► Stärkung des Immunsystems

Ausdauertraining zeigt bereits ab einer Viertelstunde dreimal pro Woche eine Wirkung beim Stressabbau.

Empfehlungen: Bewegen Sie sich mehr!

- ▶ Nehmen Sie ab jetzt die Treppe und nicht den Fahrstuhl.
- ▶ Machen Sie abendliche Spaziergänge.
- ▶ Gehen Sie zu Fuß oder fahren Sie mit dem Rad.
- ▶ Arbeiten Sie ein Viertel bis ein Drittel des Tages am Stehpult.
- ▶ Unterbrechen Sie Ihre Arbeit mit kurzen Muskelan- und -entspannungsübungen.
- ▶ Stehen Sie beim Telefonieren auf.
- ▶ Kommunizieren Sie im Büro persönlich anstatt telefonisch.

Tipp

Regelmäßiges körperliches Training, regelmäßige sportliche Aktivitäten sowie ein Ausdauertraining sind die optimalen Bausteine für körperliche und psychische Leistungsfähigkeit und Stabilität.

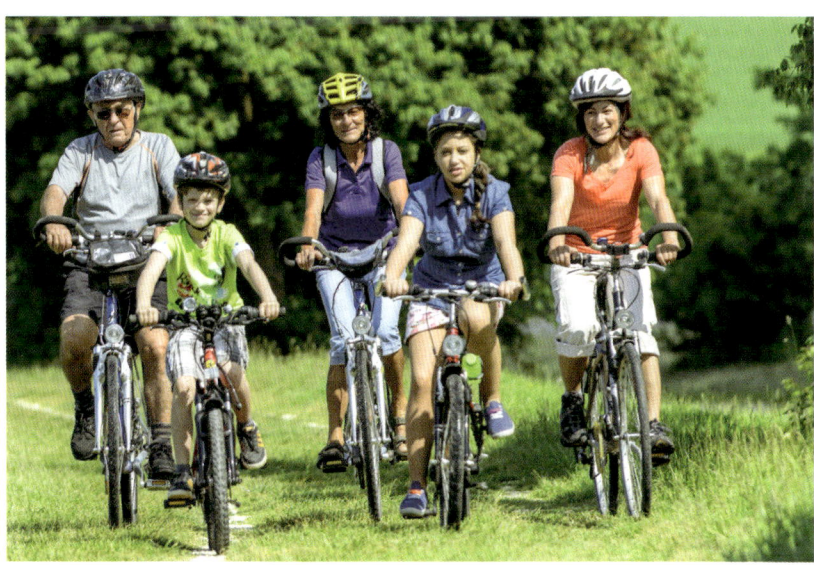

Ernährung

Essen und Trinken sind nicht nur elementare Bedürfnisse: Gutes und schmackhaftes Essen kann ein wahres Fest für die Sinne sein und den Genießer mit Energie und Lebensfreude belohnen.

Im Alltag fehlt häufig die Zeit für genussvolle Mahlzeiten, wenn Hektik, Zeitdruck und Überlastung auf uns einwirken. Die meisten Menschen ernähren sich zu schwer. Typische Symptome sind Müdigkeit und Völlegefühl nach dem Essen. Die wenigsten von uns verbrauchen die täglich aufgenommene Energie durch körperliche Arbeit.

Wir sollten uns bewusst sein, dass alle Energie, die wir täglich verbrauchen, ausschließlich aus der Nahrung kommt, die wir zu uns nehmen. Je besser die Nahrung, desto gesünder unser Organismus und desto höher unsere Leistungsfähigkeit. Fastfood-nahe Ernährung eignet sich nicht für das dauerhafte Betreiben unseres komplexen Organismus, denn sie enthält nicht die hochwertigen Bestandteile, die unser Motor für einen runden und verlässlichen Lauf braucht – aller frisch gewaschener Salatblätter auf Werbeplakaten zum Trotz.

Mit anderen Worten: Falsches Ernährungsverhalten führt einerseits langfristig zu Übergewicht und andererseits zu einer Unterversorgung mit Nährstoffen – Vitaminen, Mineralstoffen, Spurenelementen. Wie machen wir es richtig?

Anforderungen

► Die Nahrung sollte in Quantität und Qualität so zusammengestellt werden, dass sie Körper und Geist nicht zusätzlich belastet, sondern die Abwehrkräfte gegenüber gesundheitlichen Beeinträchtigungen dauerhaft stabilisiert.

► Die Mahlzeiten sollten nicht nur den Organismus mit Energie und Nährstoffen versorgen, sondern auch gleichzeitig den Tagesablauf unterbrechen, um Abstand von den Anstrengungen des Tages zu gewinnen, Entspannung zu finden und Genuss zu erleben.

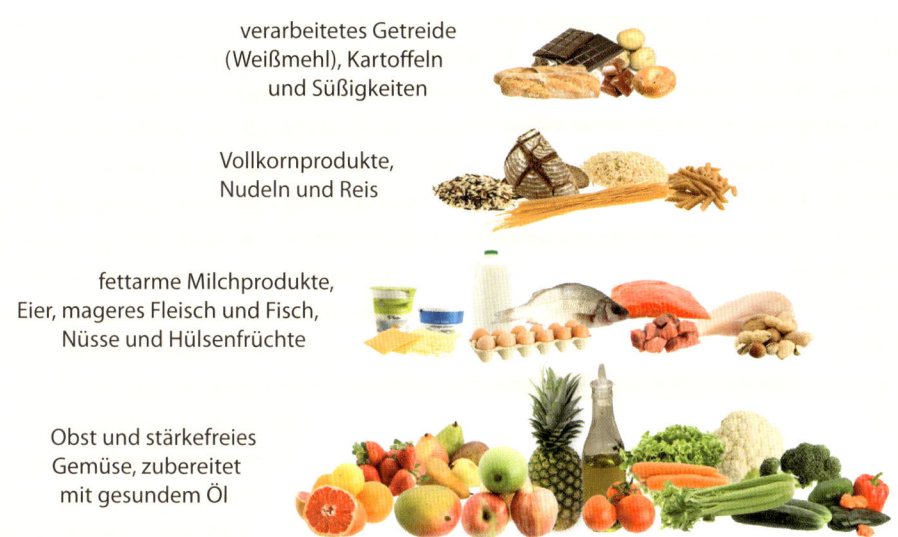

verarbeitetes Getreide
(Weißmehl), Kartoffeln
und Süßigkeiten

Vollkornprodukte,
Nudeln und Reis

fettarme Milchprodukte,
Eier, mageres Fleisch und Fisch,
Nüsse und Hülsenfrüchte

Obst und stärkefreies
Gemüse, zubereitet
mit gesundem Öl

Ernährungspyramide (nach Ludwig, 2000).

Ausgewogene Ernährung bedeutet nichts anderes, als dem Körper die Energieträger Kohlenhydrate, Eiweiß und Fette in einem ausgewogenen Verhältnis zuzuführen. Entgegen überholten Empfehlungen kann heute eine Drei-Drittel-Regel als Richtwert genommen werden – Frühstück, Mittagessen, Abendessen.

Die Ernährungspyramide oben zeigt, dass es viel einfacher ist, sich gesund zu ernähren, als oft angenommen.

Die Grundlage bilden – mengenmäßig – Gemüse und Obst, auf der nächsten Stufe folgen Fisch, Fleisch, Eier, fettarme Milchprodukte, Nüsse und Hülsenfrüchte.

Vollkornprodukte, Reis und Nudeln finden sich auf der nächsten Ebene. Übrigens werden die seit Jahrtausenden bewährten Nahrungsmittel wie Amaranth und Quinoa gerade wiederentdeckt. Ähnlich aussehend wie Hirse schmecken diese alten neuen Sattmacher allerdings bedeutend besser und unterstützen eine leichte und zudem gesund erhaltende Ernährung. Produkte aus raffiniertem Mehl – wie fast alle Weißmehlprodukte, die man fertig kaufen kann – sind ebenso wie Süßigkeiten für unseren Körper nicht wichtig.

Essen im Rhythmus der Tagesleistungskurve

Hinter der Forderung „3-mal täglich" steht die Empfehlung, nur drei Mahlzeiten am Tag zu sich zu nehmen – Frühstück, Mittagessen und Abendessen. Zwischenmahlzeiten sind dabei nicht vorgesehen. Eine genaue Betrachtung des Stoffwechsels im Körper macht die Zusammenhänge verständlich.

Was passiert tagsüber?

Vom Aufstehen bis zum Abendessen arbeitet unser Organismus im Leistungsstoffwechsel. Die dafür notwendige Energie wird zu 70 % aus der Kohlenhydratverbrennung und zu 30 % aus der Fettverbrennung gewonnen. Mit Frühstück, Mittagessen und Abendessen nehmen wir Kohlenhydrate als Energielieferanten auf.

Diese Kohlenhydrate lösen einen Blutzuckeranstieg aus, der im Blut eng reguliert werden muss – sonst gibt es eine Blutzuckerentgleisung – und deshalb als Gegenregulation Insulin auf den Plan ruft. Gleichzeitig mit dem Blutzuckeranstieg steigt Insulin an und bewirkt, dass die Fettspeicher, die Depot-Energiespeicher sind, verschlossen werden. Insulin wirkt wie ein Korken, der die Fettsäuren einsperrt,

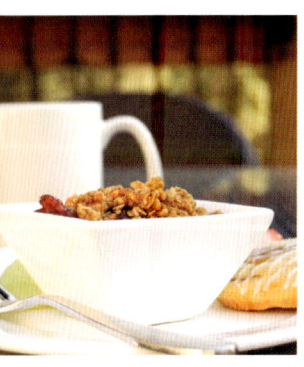
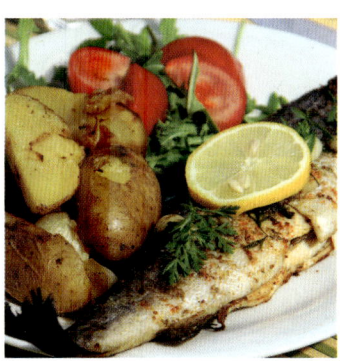
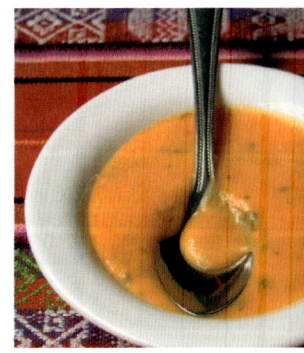

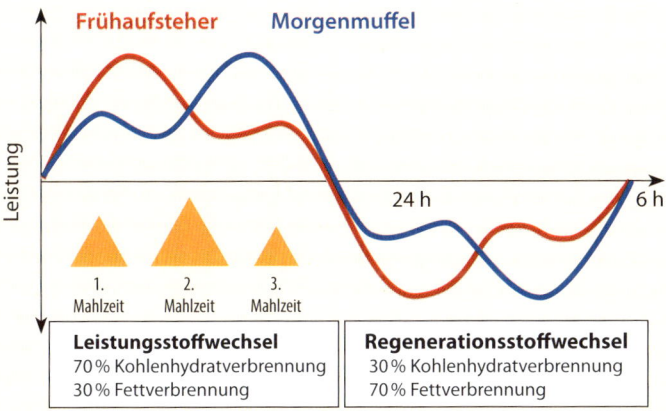

Nur 3 x täglich. Essen im Rhythmus der Tagesleistungskurve.

Rote Kurve: Frühaufsteher mit einem Leistungshoch am Vormittag.
Blaue Kurve: Morgenmuffel mit einem Leistungshoch am Nachmittag.

Beiden gemeinsam ist der physiologische Wechsel gegen 21 Uhr in den Regenerationsstoffwechsel. Ab dann bezieht der Organismus die notwendige Energie für die nächtliche Reparaturarbeit nicht mehr aus der Kohlenhydratverbrennung, sondern aus der Fettverbrennung.

weshalb das Hormon auch zur Tiermast verwendet wird. Der Abbauprozess, bis also wieder eine normale Stoffwechsellage erreicht ist, also Blutzucker und Insulin wieder ein normales Niveau erreicht haben, dauert etwa eineinhalb bis zwei Stunden.

Liegen zwischen Frühstück, Mittagessen und Abendessen sechs bis sieben Stunden, muss der Organismus zur Energiegewinnung zwischenzeitlich auf die Energiespeicher, also auf die Fettdepots, ausweichen bzw. zurückgreifen. Zwischenmahlzeiten wie kleine Snacks, das kleine Frühstückchen und viele andere verführerische Energiespender in mundgerechten Verpackungen unterbrechen diesen Mechanismus und führen immer wieder zu einem Blutzucker- und damit zu einem Insulinanstieg und blockieren so die normalerweise in der Muskulatur zur Energiebereitstellung stattfindende Fettverbrennung.

Der glykämische Index eines Lebensmittels beschreibt, wie hoch die Blutzuckerantwort und damit die Insulinantwort ausfällt. So hat Reis beispielsweise einen niedrigen glykämischen Index im Vergleich zu Kartoffeln, die wegen ihres Stärkegehalts einen hohen Index aufweisen.

Was passiert abends?

Gegen 21 Uhr schaltet der Organismus vom Leistungsstoffwechsel auf den Regenerations- bzw. Reparaturmechanismus um. Die dafür notwendige Energie wird zu 30 % aus der Kohlenhydratverbrennung und zu 70 % aus der Fettverbrennung bereitgestellt. Mit anderen Worten, der Organismus hat in der Zeit von 21 Uhr bis zum Frühstück am nächsten Morgen über 10 Stunden Zeit, Energie aus den Fettspeichern zu mobilisieren. Der Organismus bezieht jetzt die notwendige Energie für die nächtliche Reparaturarbeit nicht aus der Kohlenhydratverbrennung, sondern aus der Fettverbrennung. Deshalb sollte die letzte Mahlzeit möglichst vor 21 Uhr beendet sein.

Ein hoher Insulinspiegel am Abend blockiert ebenso wie ein hoher abendlicher Cortisolspiegel das Wachstumshormon, das in seiner Funktion unerlässlich für nächtliche Reparaturarbeiten ist.

„Schlank im Schlaf" heißt das Prinzip, wenn Sie bei der Abendmahlzeit auf Kohlenhydrate verzichten, denn Insulin hat dann keine Chance, die Fettspeicher zu blockieren und Sie nehmen während der nächtlichen Reparaturarbeiten ab.

Als gutes Beispiel einer ausgewogenen Ernährung gilt die mediterrane Kost mit einem hohen Anteil an komplexen Kohlenhydraten, einem mäßigen Anteil an tierischem Eiweiß – mehr Fisch als Fleisch – und einem kleinen Anteil mehrfach ungesättigter Fettsäuren, d. h. gute Öle.

Eine ausgewogene Ernährung ist bunt

Bringen Sie Farbe in Ihre tägliche Menükarte und kombinieren Sie täglich unterschiedliche Farben als Früchte oder Gemüse. Die Auswahl ist riesig, dazu einige Beispiele:

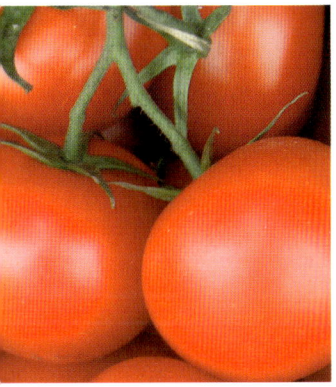

Rot steht für Tomaten, rote Paprika und Cranberries (Lycopin, Antioxidans und Freie-Radikale-Fänger). Ihre Inhaltsstoffe unterstützen das Herz-Kreislauf-System.

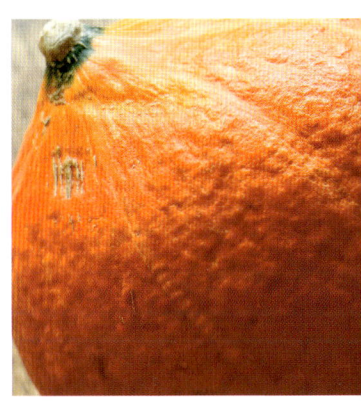

Orange steht für Pfirsich, Papaya, Kürbis oder Süßkartoffeln. Die Inhaltsstoffe schützen die Haut und beugen Augenerkrankungen vor.

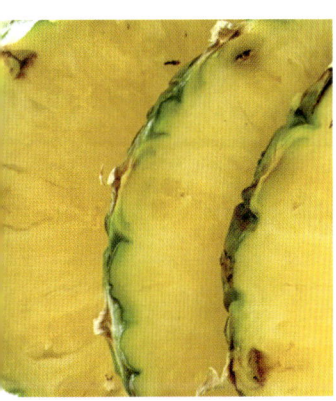

Gelb steht für gelbe Paprika, Ananas, Äpfel oder Birnen. Sie unterstützen die Gehirnfunktionen.

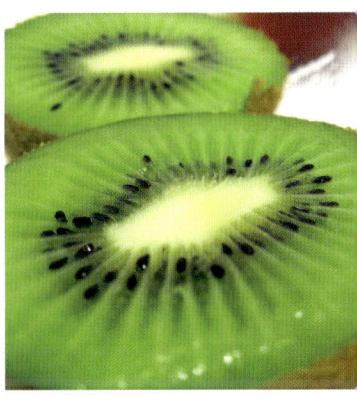

Grün steht für Brokkoli, Spinat, Kiwis oder Avocado. Sie sind hilfreich beim Muskel- und Knochenaufbau.

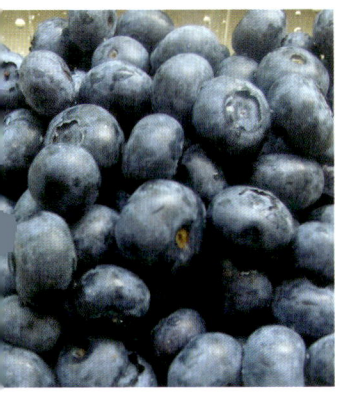

Blau steht für Pflaumen, Zwetschgen, Blaubeeren oder Feigen. Sie regen das Kreislaufsystem an.

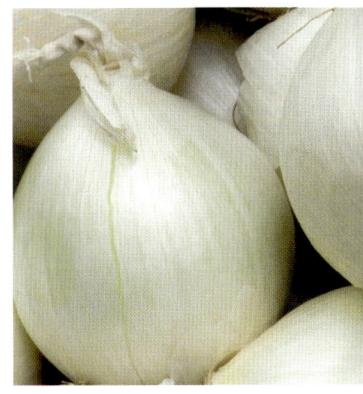

Weiß steht für Blumenkohl, Zwiebeln, Knoblauch oder Bambussprossen, die unter anderem das Immunsystem und die zelluläre Erneuerung unterstützen.

Ernährungsempfehlungen

Eine ausgewogene Ernährung kann nicht nur die Wirkung von Stress verringern, sondern auch den Organismus gegen Stresseinflüsse immunisieren. Sollten Sie feststellen, dass Ihre Ernährungsgewohnheiten nicht Ihren Bedürfnissen entsprechen, versuchen Sie, Änderungen schrittweise vorzunehmen. Patentrezepte für die „richtige" Ernährung gibt es nicht, wohl aber einige Grundsätze, die Sie bei der Umstellung auf eine ausgewogene, fett- und kalorienarme Ernährung berücksichtigen sollten. Und das Ziel „körperliche Gesundheit" erreichen Sie nicht allein durch eine ausgeglichene Ernährung, sondern nur zusammen mit regelmäßigen körperlichen Aktivitäten.

► **Bewahren Sie sich die Freude am Essen:** Essen Sie mit Genuss, aber schalten Sie beim Essen nicht Ihren Verstand aus. Wichtig ist, dass Ihnen das, was Sie essen, gut bekommt und dass es Ihnen Freude macht.

► **Sorgen Sie dafür, dass Ihr Körper täglich genügend Flüssigkeit bekommt:** Die Flüssigkeitsaufnahme sollte täglich 1,5–2 Liter betragen, bei anhaltendem Stress auch mehr. Gewöhnen Sie sich an möglichst kalorienfreie Getränke wie beispielsweise Mineralwasser, ungesüßte Tees, zuckerfreie Obst- und Gemüsesäfte. Verteilen Sie die Flüssigkeitszufuhr möglichst gleichmäßig über den ganzen Tag. Stellen Sie sich zum Beispiel morgens zwei Flaschen Wasser auf den Schreibtisch und achten Sie darauf, dass Sie sie bis zum Feierabend geleert haben. Nehmen Sie zu jeder Mahlzeit auch ein Getränk zu sich. Trinken Sie Kaffee nicht unkontrolliert als Muntermacher, sondern zu Ihrem persönlichen Genuss. Reduzieren Sie Ihren Alkoholkonsum. Machen Sie alkoholische Getränke wieder zu einem Genussmittel für besondere Gelegenheiten.

► **Achten Sie darauf, dass Sie Ihrem Organismus ein möglichst vielfältiges und abwechslungsreiches Nährstoffangebot aus qualitativ hochwertigen Lebensmitteln zuführen:** Eine gesunde Ernährung ist ausgewogen und abwechslungsreich. Bevorzugen Sie zum Sattessen vor allem pflanzliche Produkte, die möglichst naturbelassen, unbearbeitet und frei von Schadstoffen sind. Je mehr Zutaten auf einer Packung angegeben sind, desto mehr Verarbeitungsprozesse hat ein Produkt hinter sich und desto weniger Nährstoffe sind darin erhalten.

Getreideprodukte aus Vollkorn, frisches Gemüse, Kartoffeln, frisches Obst sollten jeden Tag auf Ihrem Speiseplan stehen. Diese Lebensmittel enthalten nicht nur die vom Organismus benötigten Brennstoffe, sondern auch Ballast- und alle notwendigen Nährstoffe (Vitamine, Mineralstoffe, Spurenelemente).

Komplexe Kohlenhydrate geben die in ihnen enthaltenen Kalorien im Unterschied zu einfachem Zucker oder Traubenzucker verzögert weiter und sorgen so dafür, dass der Organismus gleichmäßig mit Energie versorgt wird und eine ausgewogene Dauerleistung erbringt. Pflanzliche Proteine sind vor allem in Getreide und Hülsenfrüchten enthalten.

▶ **Schränken Sie Ihren Fettkonsum ein:** Ein großes Problem unserer heutigen Ernährung ist die übermäßige Fettaufnahme. Nicht nur die Menge, sondern auch die Zusammensetzung der aufgenommenen Fette ist von großer Bedeutung: Gesättigte Fettsäuren, die vor allem in Produkten tierischer Herkunft zu finden sind, erhöhen das Serum-Cholesterin. Einfach bzw. mehrfach ungesättigte Fettsäuren senken den Cholesterinspiegel, speziell die LDL-Fraktion, die bei der Entstehung kardiovaskulärer Erkrankungen eine Rolle spielt. Vermeiden Sie deshalb zu fette Käse- und Wurstsorten.

▶ **Werden Sie satt mit komplexen Kohlenhydraten:** Der Kohlenhydratebedarf sollte in erster Linie aus komplexen Kohlenhydraten – Getreide, Gemüse, Kartoffeln, Hülsenfrüchte – gedeckt werden. Der Vorteil von Lebensmitteln mit einem großen Anteil an komplexen Kohlenhydraten liegt im höheren Gehalt an Vitaminen, Mineralstoffen, Spurenelementen und Ballaststoffen sowie im höheren Sättigungswert. Komplexe Kohlenhydrate werden vom Organismus langsamer resorbiert, führen zu einem geringeren Blutzuckeranstieg und machen die Zähne weniger anfällig für Karies.

▶ **Essen Sie regelmäßig möglichst fettarme Milchprodukte:** Quark, Joghurt, Buttermilch etc. enthalten neben tierischem Eiweiß eine Vielzahl von Nährstoffen – besonders wichtig ist hier das Kalzium –, die unser Organismus für den Aufbau und die Funktionsfähigkeit der inneren Organe, der Knochen und der Skelettmuskulatur dringend benötigt.

▶ **Achten Sie darauf, dass die Nahrung so zubereitet wird, dass keine wertvollen Bestandteile zerstört werden:** Schonend zubereitet kann Ihr Organismus alle Nährstoffe, die in den Lebensmitteln enthalten sind, optimal verwerten. Bevorzugen Sie frisch zubereitete Speisen aus frischen Zutaten. Verzichten Sie möglichst auf vorgefertigte und tiefgekühlte Gerichte.

▶ **Gewöhnen Sie sich an regelmäßige Mahlzeiten und nehmen Sie sich Zeit zum Essen:** Die gesündeste Ernährung verfehlt ihren Sinn, wenn sie hastig oder im Stehen verzehrt wird. Achten Sie darauf, dass Sie Ihre Abendmahlzeit nicht erst kurz vor dem Schlafengehen einnehmen. Lassen Sie sich beim Essen nicht hetzen. Essen und trinken Sie mit Genuss und Freude. Genießen Sie bereits die Vorfreude auf ein gutes Essen und das Ambiente eines schön gedeckten Tisches sowie appetitlich angerichteter Speisen.

▶ **Essen Sie nur so viel, wie Ihr Organismus verbrennen kann:** Nehmen Sie nicht mehr Nährstoffe auf, als Ihr Körper verarbeiten kann. Falls Sie dennoch einmal sündigen, dann sündigen Sie bewusst! Ein schlechtes Gewissen ist schädlicher als die Folgen selbst. Schlemmerei ist eine lässliche Sünde, solange sie nicht zur Regel wird. Freuen Sie sich an dem erlebten Genuss und essen Sie am folgenden Tag bewusst weniger, bewegen sich etwas mehr als sonst oder machen Sport. Lassen Sie sich von anderen nicht zu Speisen überreden, die Sie nicht essen möchten. Und legen Sie eine ordentliche Portion Skepsis an den Tag bei vermeintlichen Patentrezepten, die es angeblich ermöglichen sollen, hemmungslos alles zu essen und trotzdem an Gewicht zu verlieren.

▶ **Essen Sie angemessen:** Essen Sie immer bewusst und nie aus Langeweile, zum Beispiel vor dem Fernseher. Verzichten Sie aufs Frühstück, wenn Sie am Abend zuvor spät, viel und schwer gegessen haben. Trinken Sie stattdessen heißes Wasser mit einer ausgepressten Zitrone. Essen Sie in belastenden Situationen (körperliche oder seelische Belastung, Krankheit, Trauma) mäßig und leicht verdauliche Nahrung.

Tipp

▶ Trinken Sie täglich 1,5 bis 2 Liter Flüssigkeit.

▶ Ernähren Sie sich vielseitig.

▶ Essen Sie höchstens 3 Mahlzeiten am Tag – morgens, mittags, abends, die Hauptmahlzeit sollte mittags sein.

▶ Essen Sie würzig, aber nicht zu salzig und bereiten Sie Ihr Essen schonend zu.

▶ Verzichten Sie auf fettreiche Lebensmittel, bevorzugen Sie fettarme Produkte.

▶ Verzichten Sie weitgehend auf Süßigkeiten wie Zucker oder Schokolade; decken Sie Ihren Bedarf an „Süße" mit reifen Früchten und Honig; falls Schokolade, dann Bitterschokolade mit einem hohen Kakaoanteil.

▶ Verzichten Sie auf weißes Brot, es enthält nur leere Kalorien.

▶ Gönnen Sie Ihrem Körper zur Entlastung wöchentlich einen Flüssigkeitstag.

▶ Essen Sie mit Genuss und Freude; konzentrieren Sie sich auf das Essen und beschäftigen Sie sich währenddessen nicht mit Problemen.

▶ Hören Sie auf Ihren Körper und vertrauen Sie Ihrer Intuition. Ihr Körper sagt Ihnen, was er braucht.

Tipp für unterwegs

Ein paar Möhren sättigen ebenso wie eine Wurstsemmel und führen Ihrem Organismus dringend benötigte Nährstoffe zu anstatt ihn zu belasten. Obendrein sind die Feldfrüchte auch noch preiswert.

Entspannung

Die Fähigkeit, sich auch in schwierigen Lebens-situationen schnell und effektiv zu entspannen, kann man lernen und trainieren.

Methoden zur systematischen Entspannung sind beispielsweise die Progressive Muskelentspan-nung, das Autogene Training, Yoga oder Meditation. Die Ent-scheidung, welche der im Folgenden kurz beschriebenen Metho-den für Sie infrage kommt, ist eine Frage Ihrer Mentalität und Ihrer Lebensgewohnheiten. Der Test „Welche Entspannung passt zu mir" zeigt typische Stressreaktionen auf und leitet daraus ab, welche Ent-spannungsmethode am besten zur individuellen Stressprophylaxe und -therapie geeignet ist.

Theoretisch lässt sich jede Entspannungstechnik im Selbstverfahren erlernen. Das Angebot in der Literatur und an Hörbüchern ist groß. Dennoch empfiehlt es sich die Technik unter Anleitung eines ausge-bildeten Trainers einzuüben. Der Vorteil: Sie vermeiden Fehler und laufen weniger Gefahr, sich zu überfordern. Auch von Krankenkassen oder Volkshochschulen werden entsprechende Kurse angeboten.

Progressive Muskelentspannung

Das Verfahren wurde um 1930 von Edmund Jacobson entwickelt und basiert darauf, die Muskulatur anzuspannen und zu entspannen. Durch den wiederholten Prozess kann eine schnelle und effektive Wirkung erzielt werden. Mit der Abnahme der muskulären Spannung ist eine gleichzeitige Abnahme des Erregungsniveaus des gesamten Organismus verbunden.

Die Technik ist einfach zu erlernen, erfordert wenig zeitlichen Auf-wand und kann praktisch überall, auch am Arbeitsplatz, durchge-führt werden. Progressiv, d. h. fortschreitend von einer Muskelgruppe zur andern, werden nacheinander die wichtigsten Muskelgruppen des Körpers bewusst angespannt und anschließend entspannt. Bei regelmäßiger Übung erreicht man auf diese Art und Weise einen Zu-stand der inneren Ruhe und Entspanntheit.

Übung: Progressive Muskelentspannung

Machen Sie eine Faust und drücken Sie die Faust immer fester zusammen. Die Spannung sollte so intensiv wie möglich 5 bis 10 Sekunden gehalten und dann losgelassen werden.

Die Übung beginnt mit den Händen, es folgen die Unterarme, die Oberarme, der Schulter-Nacken-Bereich, das Gesicht, der Rücken, Bauch, Brust und Gesäß und schließlich die Beine, bis hinein in die Zehenspitzen.

Beispiel: Entspannung des Gesichts

▶ Stirn: Ziehen Sie die Augenbrauen hoch und legen Sie die Stirn langsam immer intensiver in Falten. Kneifen Sie die Augen zusammen und lassen Sie immer stärkere Steilfalten entstehen.

▶ Augen: Öffnen Sie zuerst die Augen weit, schließen Sie dann die Augen und pressen Sie dabei die Lider immer stärker zusammen, bis beide Augen zugekniffen sind.

▶ Nase: Ziehen Sie Ihre Nase so kraus wie möglich.

▶ Mund: Pressen Sie bei gespitztem Mund die Lippen fest aufeinander, als sprächen Sie ein spitzes Ü. Pressen Sie anschließend die Lippen mit nach außen gezogenen Mundwinkeln fest aufeinander, als sprächen Sie ein breites E.

▶ Kiefer: Pressen Sie zunächst die Backenzähne aufeinander und pressen Sie die Zunge gegen den Gaumen.

Führen Sie sämtliche Übungen zunächst einzeln und dann zusammen durch. Entspannen Sie so das ganze Gesicht auf einmal. Wiederholen Sie die Übung so oft, bis sich zuverlässig ein intensives Entspannungsgefühl einstellt, ca. 3- bis 4-mal.

Autogenes Training

Der Begriff „Autogenes Training" kommt aus dem Griechischen und bedeutet „Aus dem Selbst entstehendes Üben". Das Verfahren wurde 1926 von dem Berliner Psychiater Johannes H. Schultz entwickelt. Es beruht im Wesentlichen auf der Autosuggestion, einer der Hypnose verwandten Technik und stützt sich auf die Grundprinzipien Konzentration und Passivität.

Mithilfe bestimmter, sich immer wiederholender Formeln („Mein rechter Arm ist ganz schwer.", „Meine Beine sind ganz schwer und warm.") und durch passive, nicht bewertende Beobachtung der Veränderungen, die während dieser Selbsthypnose stattfinden („Ich merke, wie mein rechter Arm allmählich wärmer und viel schwerer als vorher ist."), wird ein Zustand entspannter Ruhe erreicht, der wiederum ausgleichend auf das vegetative Nervensystem wirkt. Die Übungen sind so aufeinander abgestimmt, dass vom Blutkreislauf über die Atmung bis hin zum Verdauungssystem nach und nach alle inneren Organe auf Ruhe umgestellt werden und so eine Erholung des gesamten Organismus erreicht wird.

Wegen der tiefgreifenden vegetativen Veränderungen, die während des Autogenen Trainings auftreten können, sollte dieses Verfahren nicht ohne Anleitung und Kontrolle ausgeübt werden.

Übung: Autogenes Training

Das Standardprogramm, von Schultz als „Grundstufe" bezeichnet, umfasst sechs Übungen, die regelmäßig nacheinander ausgeführt werden:

- ► die Schwereübung
- ► die Wärmeübung
- ► die Atemübung
- ► die Herzübung
- ► die Sonnengeflechtsübung
- ► die Stirnkühleübung

Bei jeder einzelnen Übung wird mit Hilfsformeln zunächst nur für einen und dann für mehrere Organe bzw. Systeme ein Zustand der Schwere und Wärme, der mit Entspannung einhergeht, herbeigeführt.

Übungen für Fortgeschrittene

Nach Beherrschung der sechs Grundübungen kann das Programm um formelhafte Vorstellungen erweitert werden: Im Zustand der ganzheitlichen Entspannung werden konkrete Imaginationen zur Lösung spezieller Probleme eingesetzt wie beispielsweise, „Der Konflikt mit meinem Kollegen ist lösbar.". Die Themen der formelhaften Vorsätze richten sich nach persönlichen Wünschen und Bedürfnissen.

Meditation

Der Begriff Meditation leitet sich aus dem Lateinischen „meditari" ab und bedeutet nachdenken, nachsinnen, überdenken. In der europäischen Kultur hat die Meditation eine jahrhundertlange Tradition und wird vor allem in Klöstern gepflegt. Von den asiatischen Meditationsformen sind Yoga und Zen die Bekanntesten.

Meditation ist die gleichzeitige Erfahrung tiefer körperlicher Entspannung und ruhevoller geistiger Wachheit. Diese geistige Wachheit ist das Gegenteil der Stressreaktion, die körperlichen Veränderungen sind das Gegenteil der Kampf- oder Fluchtreaktion. Während der Meditation sinkt der Blutdruck, die Atmung wird flacher, das Herz schlägt langsamer, der Sauerstoffverbrauch sinkt im Vergleich zum Schlaf um das Doppelte. Die Konzentration der Stresshormone Adrenalin und Noradrenalin nimmt ab, das Immunsystem wird gestärkt. Neurologische Untersuchungen zeigen, dass im Gehirn vor allem die Regionen im Frontallappen aktiviert werden, die mit positiven Gefühlen in Zusammenhang stehen. Außerdem kommt es zu einer verbesserten Kohärenz der unterschiedlichen Gehirnbereiche – ein Zustand, den der Organismus nicht einmal während des Schlafs erreicht. Der Körper erfährt eine tiefe Ruhe und Entspannung, während der Geist gleichzeitig wach, aber nicht aktiv ist.

Gut zu wissen – Was bewirkt Entspannung?

Regelmäßige Bewegung baut Stresshormone ab, Entspannung lässt das Gehirn zur Ruhe kommen. Hirnscans von buddhistischen Mönchen haben aufgedeckt, dass regelmäßiges Meditieren die neuronale Verarbeitung beeinflusst. So verbessert sich messbar das Konzentrationsvermögen und die Aufmerksamkeit, ebenso die emotionale Befindlichkeit. Dabei erfährt der Hippocampus, ähnlich wie durch regelmäßige Bewegung, eine Zunahme der grauen Zellen (Neuroplastizität). Dieses Phänomen lässt sich auch bei Menschen beobachten, die, anders als Mönche, regelmäßig Entspannungsübungen praktizieren.

Regelmäßig Meditierenden fällt es leichter, gesundheitsschädliche Gewohnheiten wie Rauchen, übermäßigen Alkoholgenuss oder den Konsum von Drogen aufzugeben.

Jenseits ihrer unterschiedlichen philosophischen und religiösen Wurzeln weisen alle Meditationsschulen große Gemeinsamkeiten auf. Alle haben sowohl „Techniken der Betrachtung" als auch „Techniken der sogenannten Tiefenmeditation" entwickelt. Bei der Betrachtungstechnik konzentriert sich der Meditierende auf ein bestimmtes „Meditationsobjekt". Dies kann ein beliebiger, möglichst einfacher Gegenstand sein, z. B. eine Blume, ein Stein, eine brennende Kerze, ein Musikstück, ein Wort, ein Gedicht, eine abstrakte geometrische Figur (Mandala), der eigene Atem oder auch eine „rätselhafte" Aussage, die rational nicht interpretiert werden kann (Koân). Die Aufgabe für den Meditierenden besteht darin, diesem Objekt seine konzentrierte Aufmerksamkeit zuzuwenden, sich über eine längere Zeit völlig der Betrachtung hinzugeben, möglichst an nichts anderes zu denken und so nach und nach seinen Geist von allen belastenden und ablenkenden Gedanken frei zu machen.

Welche Form der Meditation man wählt, spielt keine Rolle. Der Zeitaufwand von ein- oder zweimal 20 Minuten täglich reicht aus, um eine höhere Gelassenheit, mehr Kreativität und Energie zu gewinnen.

Übung: Atemmeditation

▶ Setzen Sie sich in einen Raum, in dem Sie nicht gestört werden können.

▶ Atmen Sie langsam durch die Nase ein und denken Sie dabei die Silbe O.

▶ Atmen Sie langsam durch die Nase aus und denken Sie dabei an die Silbe REM.

▶ Atmen Sie in der beschriebenen Weise weiter und wiederholen in Gedanken beim Ein- und Ausatmen O – REM.

▶ Wenn Ihre Aufmerksamkeit durch Gedanken, Geräusche aus der Umgebung oder körperliche Empfindungen abgelenkt wird, kehren Sie zwanglos zum Atmen zurück und wiederholen in Gedanken O – REM.

▶ Meditieren Sie etwa 20 Minuten ohne Anstrengung.

▶ Bleiben Sie noch einige Minuten mit geschlossenen Augen sitzen und kehren dann in den Alltag zurück.

Yoga

Yoga ist das älteste überlieferte Übungssystem für eine bewusste Entwicklung des menschlichen Körpers, des Geistes und der Gefühle, das sich mit dem Menschen in seiner Ganzheit befasst. Es wurde vor ca. 5000 Jahren in Indien entwickelt; die älteste schriftliche Zusammenfassung der Regeln und Übungen entstand vor 2500 Jahren. Seitdem wurde es vor allem im asiatischen Kulturraum praktiziert und weiterentwickelt. Die ersten europäischen Yoga-Schulen entstanden in der ersten Hälfte des vorigen Jahrhunderts.

Die Yoga-Lehre lässt sich in zwei Gruppen einteilen:

▶ Das Hatha-Yoga, bei dem der Weg zur entspannten Einheit von Körper, Seele und Geist über bestimmte Körperstellungen führt, die sogenannten Asanas. Diese Yogaform eignet sich für alle, die Entspannung und innere Ausgeglichenheit bei Hektik und Stress suchen.

▶ Das Yoga der Meditation, bei dem das gleiche Ziel der ganzheitlichen Harmonie auf rein kontemplativem Weg angestrebt wird.

Das Hatha-Yoga basiert auf der Grundannahme, dass allein der Zustand des Geistes das tägliche Handeln bestimmt. Ein unruhiger, vom
Wesentlichen abgelenkter Geist verschwendet im Grunde kostbare
Energie und lässt den Menschen sein Dasein als unglücklich und
sinnentleert erleben.

Geist und Seele können aber erst dann ruhig, ausgeglichen und frei
von Belastungen sein, wenn man den Körper beherrscht. Eine Ver-
senkung in sich selbst kann nur gelingen, wenn keine gestörten Körperfunktionen oder Schmerzen die Konzentration ablenken. So wie
man die Schönheit einer Landschaft bei großem Lärm nicht richtig
wahrnehmen kann, kann man auch seine Gedanken nicht konzentrieren, wenn zum Beispiel der Rücken schmerzt.

Der Weg zur Körperbeherrschung und von da zur ganzheitlichen
Harmonie und Entspannung führt über zahlreiche Übungen, bei denen – nach dem Vorbild der Raubkatzen – einzelne Muskelgruppen
langsam, bedächtig und anstrengungslos nach bestimmten Regeln
gestreckt werden. Es gibt spezielle Übungen beispielsweise gegen Rückenschmerzen, Bandscheibenschäden, Schlaflosigkeit, Kreislaufbe-
schwerden, zum Abbau von Verspannungen und Schmerzen aller Art.

Regelmäßiges, halbstündiges Üben, bei dem man nichts zu erzwingen versucht und sich vor allem nicht mit anderen vergleicht, sondern

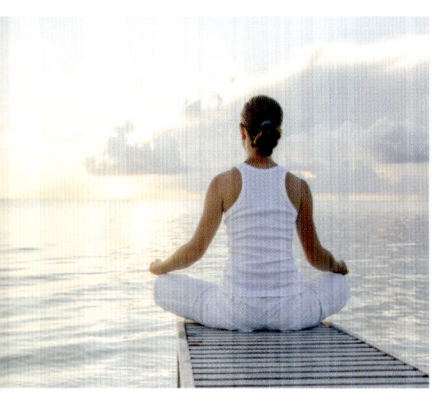

nur den persönlichen Fortschritt registriert, kräftigt bereits nach kurzer Zeit die
gesamte Muskulatur. Körperliche Schmerzen werden gelindert, Funktionsstörungen
beseitigt, Verspannungen abgebaut. Der
Übende findet zu innerer Ruhe und Ausgeglichenheit. Er fühlt sich verjüngt und
voller neuer Energien, erlebt ein intensives
Körpergefühl und eine neue äußere und
innere Leichtigkeit. Er fühlt sich den Anforderungen des Alltags wieder gewachsen.

Aktive Lebensführung

▶ Morgens rechtzeitig aufstehen.
▶ 10 bis 15 Minuten täglich Fitnesstraining bzw. Abbau des
  Affektstaus durch Bewegung.
▶ Wenig Alkohol trinken.
▶ Mindestens 15 Minuten täglich Entspannungstraining;
  Entspannung und Ruhepausen führen zu einem motorischen,
  vegetativen und kognitiven Gleichgewicht.
▶ Einmal täglich Freude.

Test: Welche Entspannung passt zu mir?

Menschen reagieren in Stresssituationen unterschiedlich: Der eine bekommt Kopfschmerzen, der andere Magenbeschwerden, beim dritten stellen sich Ängste oder Unsicherheit ein. Stress attackiert immer die schwächsten Punkte von Körper und Psyche.

Der folgende Test gibt Ihnen Hinweise auf Ihre typischen Stressreaktionen und zeigt Ihnen den Weg auf für eine Ihnen angemessene Stressprophylaxe und -therapie.

Vorgehen: Markieren Sie für jede Aussage, wie sehr sie für Sie persönlich zutrifft.

Hinweis: Halten Sie sich nicht lange bei den einzelnen Aussagen auf, gehen Sie zügig voran und beantworten Sie die Fragen ehrlich.

Wie sehr trifft folgende Aussage auf Sie zu?	Nie 0	Gele- gentlich 2	Häufig 4	Oft 6
1 Ich bin innerlich unruhig und nervös.				
2 Morgens wache ich oft zerschlagen auf.				
3 Ich leide unter Appetitlosigkeit.				
4 Mich quälen düstere Gedanken und ich bin ängstlich.				
5 Ich leide unter Kurzatmigkeit.				
6 Mich plagen Nacken- und Schulterschmerzen, bzw. Kreuz- und Rückenschmerzen.				
7 Ich bin körperlich schnell erschöpft.				
8 Ich bin unaufmerksam und vergesslich.				
9 Ich leide unter Magen- bzw. Verdauungsbe- schwerden.				
10 Es fällt mir schwer, mich auf eine Sache zu konzentrieren.				
11 Ich spüre ein Ziehen oder Schmerzen in der Brust.				
12 Ich schlafe schlecht.				
13 Ich habe das Gefühl, die Übersicht zu verlieren.				
14 Herzklopfen oder Stechen in der Herzgegend überfallen mich.				
15 Es fällt mir schwer, mich richtig zu entspannen.				
16 Ich leide unter kalten Händen/Füßen.				
17 Ich habe Sodbrennen.				
18 Während der Arbeit hänge ich gedanklich irgendwelchen Wunschträumen nach.				
19 Ich fühle mich körperlich verspannt.				
20 Wenn ich etwas Schweres hebe, zittern mir Arme und Beine.				
21 Ich schwitze übermäßig.				
22 Es gibt Tage, da habe ich Schwierigkeiten mit meinem Gedächtnis.				
23 Es kommt vor, dass meine Muskeln zucken oder sich verkrampfen.				
24 Es gibt Tage, an denen mir keine guten Ideen oder Einfälle kommen.				

Auswertung: Tragen Sie für die jeweilige Aussage die Punktezahl ein, bei der Sie ein Kreuz gemacht haben:

Aussage	2	6	7	11	15	19	20	23
Punkte								
Summe A:								

Aussage	3	5	9	12	14	16	17	21
Punkte								
Summe B:								

Aussage	1	4	8	10	13	18	22	24
Punkte								
Summe C:								

Die eingeschätzten Stresssymptome lassen sich drei Bereichen zuordnen:

dem motorischen, dem vegetativen und dem kognitiven Bereich.

Summe A: _____ – motorische Ebene

Summe B: _____ – vegetative Ebene

Summe C: _____ – kognitive Ebene

Der Bereich mit der höchsten Summe weist auf diejenige Reaktionsebene hin, auf der Ihre Stressanfälligkeit am höchsten ist.

Welche Entspannung?

▶ Gegen Stress auf der motorischen Ebene hilft Progressive Muskelentspannung,

▶ gegen Stress auf der vegetativen Ebene hilft Autogenes Training,

▶ gegen Stress auf der kognitiven Ebene hilft Meditation.

Wenn die Summen etwa gleich sind, empfiehlt sich Yoga als ganzheitliche Entspannung.

Wirkungsfelder der Entspannungstechniken

Ebene	Störungen	Technik
Motorisch	allgemeine Muskelverspannung, Verspannungen im Schulter-, Nackenbereich, Rückenschmerzen, Kopfschmerzen, Erschöpfung, Muskelzittern, Muskelkrämpfe, allgemeine Unfähigkeit sich zu entspannen	Progressive Muskelentspannung
Vegetativ	Kreislaufprobleme, Schwindel, Herzbeschwerden, Kurzatmigkeit, Schweißausbrüche, Magenbeschwerden, Verdauungsbeschwerden, Appetitlosigkeit, Schlafstörungen, häufige Infektionen, vegetative Dystonie, psychosomatische Beschwerden	Autogenes Training, Hypnose
Kognitiv	Gereiztheit, Ängstlichkeit, Hypernervosität, Nervosität, Unsicherheit, Entscheidungsängste, reduziertes Selbstwertgefühl, depressive Verstimmung, kurzzeitige hysterische Ausgelassenheit, Aggressivität, Konzentrations- und Gedächtnisstörungen	Meditation

Analyse der Stresssymptome

Analysieren Sie das Ergebnis des vorhergehenden Tests. Versuchen Sie eine Begründung für extrem hohe Werte zu finden, indem Sie sich fragen:

Wie kommen die Werte zustande? Wo liegen die Ursachen?
Berufliche Ursachen
Private Ursachen
Sonstige Ursachen

Fit durch Vitamine, Mineralstoffe und Spurenelemente

Freie Radikale sind Energieräuber und attackieren unseren Organismus. Vitamine, in Zusammenarbeit mit Mineralstoffen und Spurenelementen, schützen uns dagegen.

Vitamin C ist weltweit ein Renner. Ob als frisch gepresster Orangensaft, als Pulver oder in eine Kapsel gepackt, Vitamin C ist für viele ein Synonym für Gesundheit.

Die Erwartungen an die Wirkung von Vitaminen sind hoch. Vitamine sollen unser Gehirn in Schwung halten, uns vor Herz-Kreislauf-Erkrankungen und Krebs schützen, das Immunsystem unterstützen und Krankheiten vorbeugen, beispielsweise der Zuckerkrankheit Diabetes. Eine ausgewogene Ernährung, so die Wissenschaft, versorgt uns ausreichend mit diesen Naturstoffen, die unser Organismus selbst nicht herstellen kann, die aber in Obst und Gemüse reichlich vorhanden sind.

Ausnahmen sind Vitamin D, das wir in unserem Organismus mithilfe der UV-Strahlen des Sonnenlichts selbst produzieren, Folsäure, die von Darmbakterien hergestellt wird und Niacin (Vitamin B3), das sich aus der Aminosäure Tryptophan ableitet.

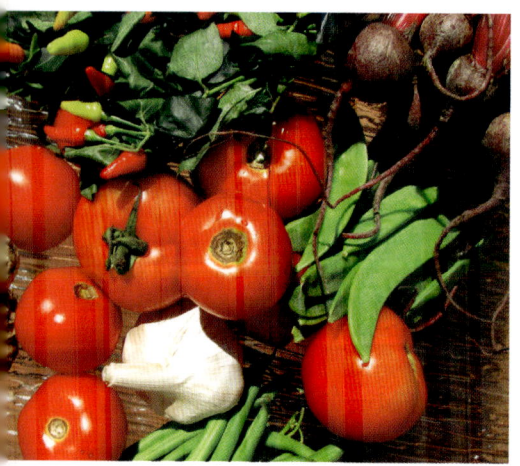

Vitamine sind lebensnotwendige Naturstoffe, die in Lebensmitteln (Mittel zum Leben) nie einzeln, sondern immer im Verbund vorkommen und sich gegenseitig unterstützen und ergänzen. Obst und Gemüse, Milchprodukte, Fisch, Fleisch, Eier, pflanzliche Öle, Vollkornprodukte und Nüsse sind die hauptsächlichen und zuverlässigsten Vitaminlieferanten. Neben wasserlöslichen Vitaminen gibt es eine Reihe fettlöslicher Vitamine.

Wasserlösliche Vitamine		
Vitamin	**Wichtig für**	**Vitaminreich**
Vitamin C, Ascorbinsäure	u. a. für den Aufbau von Bindegewebe, zur Wundheilung, unterstützt das Immunsystem	z. B. frisches Obst, Zitrusfrüchte, schwarze Johannisbeeren, Salat, Gemüse
Vitamin B1, Thiamin	u. a. für Gedächtnisleistung, Zuckerstoffwechsel, Verdauung, Wundheilung	z. B. Sonnenblumenkerne, Nüsse, Buchweizen, Kartoffeln, Leber
Vitamin B2, Riboflavin	u. a. für Wachstum (Schwangerschaft), Zellatmung und Energiestoffwechsel, Haut, Haare, Nägel, Augen und Sehschärfe	z. B. Leber, Eier, Milch, Mandeln, Vollkorngetreide, Pilze
Vitamin B3, Niacin	u. a. für Haare, gesunde Haut, Verdauung, Schutz vor depressiven Verstimmungen	z. B. Bierhefe, Erdnüsse, Thunfisch, Geflügel, mageres Fleisch
Vitamin B5, Pantothensäure	u. a. für Energiestoffwechsel, Konzentration, Fettabbau	z. B. Vollkornprodukte, Leber, Forelle, Weizenkleie, Sonnenblumenkerne, Mungbohnen, Gelee royale
Vitamin B6, Pyridoxin	u. a. für Stoffwechselverwertung von Eiweiß zur Bildung von Aminosäuren, Antikörperbildung, Kohlenhydratstoffwechsel	z. B. Lachs, Sojabohnen, Vollkornreis, Avocado, Bananen, Nüsse
Vitamin B12, Cobalamin	u. a. für Bildung roter Blutkörperchen, Energie- und Eisenstoffwechsel, Stimmung und Konzentration, Knochenbau und Fettverwertung	z. B. Seefische, Ölsardinen, Austern, Leber, Milch und Joghurt
Biotin	u. a. für gesunde Haut, Haare und Fingernägel, Kohlenhydratstoffwechsel, Energieversorgung im Gehirn	z. B. Eier, Nüsse, Pilze, Sojamehl und Sesamkerne
Folsäure	u. a. für Blutbildung, Zellvermehrung, Eiweißstoffwechsel, Immunsystem; Schwangere und stillende Mütter müssen ausreichend mit Folsäure versorgt sein	z. B. Fenchel, Brokkoli, Rohkost insgesamt

Fettlösliche Vitamine		
Vitamin	**Wichtig für**	**Vitaminreich**
Vitamin A, Retinol	u. a. für Aufbau, Wachstum und Schutz von Haut und Schleimhäuten, Sehen	z. B. gelbe Rüben, Tomaten, Paprika, Kalbsleber
Vitamin D, Calciferol	u. a. Knochenstoffwechsel, Immunsystem, Vorbeugung Diabetes	z. B. fetter Seefisch (Makrele), Lebertran, Eier, Milch, Lupinen, Pilze
Vitamin E, Tocopherol	u. a. für die Bekämpfung freier Radikale und die Funktion von Zellmembranen, beugt Entzündungen und Arteriosklerose vor	z. B. alle kaltgepressten Öle, Nüsse, Vollkorngetreide, Eier, Milch
Vitamin K	u. a. für die Blutgerinnung, den Knochenstoffwechsel, gesunde Zähne, Leberfunktion, Wundheilung	z. B. Sauerkraut, Brokkoli, Grünkohl, Spinat, Tomaten, Kräuter, Weizenkeime, Eier, Käse, Milch, Hühnerfleisch, Leber

Welche Aufgaben haben Vitamine?

Vitamine sind wahre Multitalente und an allen Stoffwechselvorgängen im Körper in unterschiedlicher Weise beteiligt. Einige Vitamine sind unentbehrlich für die Energiegewinnung, sie sind wichtig für gesunde Augen und Nerven und für ein starkes Immunsystem.

Andere Vitamine schützen die Haut und sind am Aufbau von Kollagen, Knochen, Zähnen und der Auskleidung von Kapillaren bzw. Gefäßen beteiligt. Wieder andere betätigen sich als sogenannte Freie-Radikale-Fänger und schützen so Muskulatur und Gewebe vor aggressiven Sauerstoffmolekülen. Damit beugen sie Schäden und Krankheiten vor. Für die Synthese der Stresshormone sind allen voran die Gruppe der B-Vitamine und Vitamin C unverzichtbar und sie sind in unterschiedlichen Formationen an Aufbau und Funktion der Botenstoffe beteiligt.

Freie Radikale – oxidativer Stress

Sauerstoff ist ein wesentlicher Bestandteil aller biochemischen Prozesse im Organismus – ohne Sauerstoff kein Leben. Andererseits erzeugt Sauerstoff chemisch extrem reaktive Verbindungen, die freien Radikale. Freie Radikale sind aggressive Substanzen mit einem ungesättigten Elektron, die aus einem anderen Molekül unserer Zellen ein weiteres Elektron herausreißen und an sich binden. Auf diese Weise schädigen sie die attackierte Zelle, insbesondere die Kraftwerke der Zellen, die Mitochondrien. In einer weiteren Kettenreaktion setzen sie die Bildung weiterer freier Radikale in Gang. Der Begriff dafür heißt oxidativer Stress. Antioxidative Substanzen, wie Vitamine als Freie-Radikalen-Fänger, stoppen die Kettenreaktion und verhindern eine weitere Zellschädigung.

Die Bildung freier Radikale wird begünstigt durch:

- ▶ Genussmittel wie Alkohol, Nikotin, Koffein
- ▶ Medikamente
- ▶ zu langes Sonnenbaden
- ▶ Leistungssport
- ▶ Umweltschadstoffe wie Luftverschmutzung oder Gifte in Lebensmitteln
- ▶ Lärm
- ▶ Vielfliegerei
- ▶ radioaktive Strahlen und Substanzen, die zur medizinischen Diagnostik und Behandlung eingesetzt werden

Stress hat an der Bildung freier Radikale einen hohen Anteil.

Krankheiten aufgrund eines Vitaminmangels wie Rachitis (Mangel an Vitamin D), Skorbut (Vitamin-C-Mangel), Beriberi (Mangel an Vitamin B1, Thiaminmangel) oder Pellagra (Hauterkrankung, Niacinmangel) kommen in Mitteleuropa praktisch kaum noch vor. Da wir augenscheinlich mit Vitaminen gut versorgt sind, hält die Wissenschaft nicht viel von Nahrungsergänzungsmitteln. Immer wieder werden Warnungen vor einem Zuviel an Vitaminen, Mineralstoffen und Spurenelementen ausgesprochen. Dabei ist es unwahrscheinlich, dass sich bei wasserlöslichen Vitaminen im Körper ein Überschuss aufbaut. Die nicht benötigten Vitamine werden über die Nieren schnell wieder ausgeschieden. Anders verhält es sich bei fettlöslichen Vitaminen, die im Organismus gespeichert werden. Deshalb sollten Raucher beispielsweise nicht zuviel Vitamin A als Nahrungsergänzung zu sich nehmen.

Warum reicht eine ausgewogene Ernährung oft nicht aus?

Die Aufrechterhaltung unserer körperlichen, psychischen und geistigen Leistungsfähigkeit ist eine nicht zu unterschätzende Herausforderung. Unsere Lebensumstände verändern sich in unglaublicher Geschwindigkeit.

Berufliche Belastung, chronischer Stress und seine Folgen, Lärm, Umweltverschmutzung, Rauchen, regelmäßiger und übermäßiger Alkoholgenuss und vieles mehr nehmen zu und machen einen bedarfsgerechten Einsatz von Vitaminen, Mineralstoffen und Spurenelementen notwendig, um die verbrauchten Ressourcen wieder aufzufüllen und uns im Gleichgewicht zu halten. Der Verbrauch ist größer als das, was Lebensmittel bereitstellen können: Ein Defizit entsteht.

Oft erschweren oder verhindern Erkrankungen der Darmschleimhaut oder eine schlecht funktionierende Verdauung – bei Erschöpfungszuständen eine häufige Begleiterscheinung – eine ausreichende Vitaminaufnahme aus der Nahrung. Ebenso führen einseitige Ernährung oder schwere Erkrankungen und ihre Behandlung zu einem Vitaminmangel.

Die Aufgaben von Vitaminen bei Stress, chronischem Stress und seinen Folgen

B-Vitamine

B-Vitamine sind eine große Familie. Jedes Vitamin hat nicht nur eine eigene Aufgabe, die Vitamine ergänzen sich auch untereinander. Für die Bildung der Botenstoffe (Neurotransmitter), die an der Stressre-aktion beteiligt sind, sind B-Vitamine unabdingbar. Außerdem ist der Komplex der B-Vitamine der wichtigste Energielieferant für Geist (Gehirn) und Körper.

Ein Mangel an B-Vitaminen führt zu einer Minderung der Gedächt-nisleistung und zu Konzentrationsschwäche. Bei Kindern mit Hyper-aktivität, autistischen Zügen und bei Tics scheinen B-Vitamine einen positiven Effekt zu haben. Inzwischen gibt es auch Hinweise darauf, dass hohe Gaben von B-Vitaminen das Risiko für Demenzerkrankun-gen im Alter senken. Nachgewiesen ist, dass B-Vitamine einen erhöh-ten Homozysteinspiegel senken – eine Substanz, die für Nervenzellen toxisch ist.

Vitamin B1, Thiamin

Thiamin ist für die Energieproduktion im Gehirn verantwortlich. Es beeinflusst die Synthese von Azetylcholin und damit die Funktion der Mitochondrien und der Neuronen. Ein Mangel kann zu psychischen Veränderungen wie Depression, Vergesslichkeit und Verwirrtheit führen. Daneben beeinflusst Thiamin den Kohlenhydratstoffwechsel, wirkt schmerzlindernd und entgiftend.

Vitamin B2, Riboflavin

Riboflavin ist ein Element der Atmungskette und somit in den Ener-giestoffwechsel eingebunden. Riboflavin ist an der Erneuerung von Glutathion beteiligt, einem der wichtigsten Schutzstoffe der Zellen gegen freie Radikale.

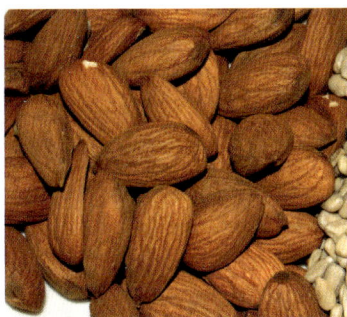 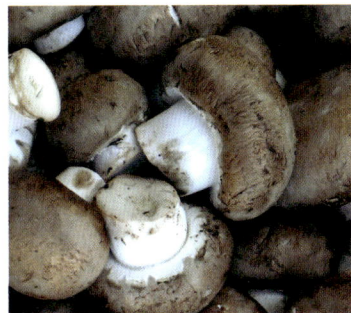

Vitamin B3, Nicotinamid, Niacin

Niacin wirkt antioxidativ und ist an der Entgiftung beteiligt. Niacin hilft den Cholesterin- und Triglyceridspiegel zu senken, senkt das schlechte LDL-Cholesterin und hebt das gute, das HDL-Cholesterin an. Zusammen mit anderen Stoffen ist Niacin für die Regulation des Blutzuckerspiegels verantwortlich.

Vitamin B5, Pantothensäure

Pantothensäure ist an der Energiegewinnung aus Fett und Kohlenhydraten sowie an der Bildung roter Blutkörperchen beteiligt. Es aktiviert den Nervus parasympathikus ebenso wie Melatonin, das Schlafhormon. Bekannt ist der wundheilende Effekt von Pantothensäure. Mit der Einnahme von Vitamin B5 verbessern sich Stimmung und Energiebereitstellung.

Vitamin B6, Pyridoxin

Pyridoxin spielt eine wichtige Rolle bei der Zellteilung und der Zellerneuerung. Es ist an der Produktion von Aminosäuren und den Neurotransmittern im Gehirn – Serotonin, Dopamin, Noradrenalin – beteiligt. Ein Mangel an Vitamin B6 kann zu schweren Depressionen führen.

Vitamin B7, Biotin

Biotin ist an der Verwertung von Fetten und Aminosäuren beteiligt, die wir mit der Nahrung aufnehmen. Ausreichende Mengen von Biotin sorgen für gesunde Nägel und Haare.

Vitamin B11, Folsäure

Folsäure ist notwendig für die Synthese von DNA und damit für die Zellentwicklung verantwortlich. Folsäure wirkt positiv auf alle Gewebe, die sich schnell teilen und unterstützt die Regeneration. Ein Folsäuremangel in der Schwangerschaft ist kritisch und kann zu Missbildungen führen. In letzter Zeit mehren sich in Studien die Hinweise, dass ein Folsäuremangel ursächlich an Krankheiten wie Arteriosklerose beteiligt ist. Wer regelmäßig Alkohol trinkt, sollte Folsäure einnehmen.

Vitamin B12, Cyanocobalamin

Cyanocobalamin ist ein essenzieller Faktor für Wachstum, für eine ungestörte Hämatopoese und für die Reifung epithelialer Zellen. Das Vitamin ist wichtig für die Energiegewinnung und unterstützt Immunfunktionen. Methylcobalamin senkt die Neurotoxizität von Glutamat, einem exzitatorischen Neurotransmitter im Gehirn, der – im Überschuss – als ein Risikofaktor für eine Demenzerkrankung gilt. Mit der Einnahme verbessern sich Gedächtnisleistung und Gefühlslage.

Vitamin C, Ascorbinsäure

Vitamin C ist das bekannteste Vitamin, das in Zitrusfrüchten aller Art, aber auch in Johannisbeeren und Erdbeeren und vielen Gemüsesorten wie Brokkoli, Blumenkohl und roten Paprikaschoten enthalten ist. Die Ascorbinsäure ist ein starkes Antioxidans, das sogenannte freie Radikale, die im Organismus unter Stress sowie bei Überanstrengung (Sport, Hochleistungssport) entstehen, abfangen kann. Damit hat das Vitamin eine herausragende protektive Funktion im Rahmen des gesamten Stoffwechsels und wird deshalb auch präventiv zur Vermeidung von Herzinfarkten eingesetzt.

Darüber hinaus ist Vitamin C eine Schlüsselsubstanz bei der körpereigenen Synthese von Kollagen, ist am Aufbau von Blutgefäßen, Bindegewebe, Muskulatur, Knochen und Zähnen beteiligt, fördert die Wundheilung und unterstützt das Immunsystem. Insgesamt trägt Ascorbinsäure zu einer Steigerung der natürlichen Abwehrkräfte bei. Infektionen lassen sich schneller überwinden, Wunden und Knochenbrüche heilen schneller.

Da Vitamin C zu den wasserlöslichen Vitaminen zählt, ist eine Überdosierung nicht möglich.

Vitamin D, Cholecalcipherol

Die Hauptaufgaben von Vitamin D sind die Aufnahme von Kalzium aus der Nahrung und der Einbau von Kalziumsalzen in Knochen und Zähne. Vitamin D ist damit eng verbunden mit einem gut funktionierenden Knochenstoffwechsel. Vitamin D spielt außerdem eine entscheidende Rolle bei der Zellteilung und bei der Zelldifferenzierung, unterstützt das Immunsystem und hat eine dämpfende, modulierende Wirkung auf die Psyche. Ein geschwächtes Immunsystem wird gestärkt, ein überschießendes Immunsystem wird gebremst. Auf diese Weise schützt Vitamin D auch vor Infekten. Wegen seiner immunmodulierenden Wirkung spielt Vitamin D in der Tumorprophylaxe und in der Tumorbehandlung eine zunehmende Rolle.

Studien der letzten Zeit haben aufgezeigt, dass große Teile unserer Bevölkerung mit Vitamin D unterversorgt sind. Einer der Gründe ist die Verwendung hoher Lichtschutzfaktoren in Sonnenschutzmitteln. Zudem verschärft sich der Mangel im Winter bis hin zur Winterdepression durch wenig Sonnenlicht. Vitaminreiche Nahrungsmittel sind fetter Seefisch (Makrele), Eier, Milch, Lupinen und Pilze.

Vitamin E

Vitamin E ist das bekannteste Antioxidans, das aufgrund seiner guten Fettlöslichkeit Lipide und Zellmembranen vor Schäden schützt.

Natürliches Vitamin E setzt sich aus acht unterschiedlichen Substanzen (Tocopherole) zusammen, die alle eine unterschiedliche Wirkung haben. Im Vordergrund stehen antioxidative Fähigkeiten, antientzündliche Eigenschaften und eine cholesterinsenkende Wirkung.

Als Antioxidans eignet sich natürliches Vitamin E, das alle unterschiedlichen Tocopherole enthält, zur Prävention von Gedächtnisstörungen und gegen nachlassende Gehirnleistung.

Tipp

Damit fettlösliche Vitamine aus den Lebensmitteln herausgelöst werden können, empfiehlt es sich, bei der Zubereitung immer etwas Öl, am besten kaltgepresstes, dazuzugeben.

Ein folsäurehaltiges Frühstück könnte so aussehen: Müsli mit Weizenkeimen, dazu frisches Obst, ein Ei und Vollkornbrot.

Tipp

Studentenfutter ist der Energieschub aus der Tüte schlechthin. Nüsse sind Energiespender auf natürliche Art. Nüsse enthalten viel von den wertvollen ungesättigten Omega-3-Fettsäuren, viel Eiweiß und Mineralien sowie Vitamine. Vor allem enthalten sie die Vitamine der B-Gruppe sowie die als Antioxidanzien bekannten Vitamine A und Vitamin E, die freie Radikale abfangen und damit den sogenannten oxidativen Stress mindern. In den Rosinen steckt der wichtige Brennstoff Glukose, daneben auch Kalium, Magnesium, Kalzium und Eisen. Studentenfutter ist ein gutes Beispiel dafür, wie eine Handvoll natürlicher Lebensmittel dem Gehirn schnell die Nährstoffe zuführt, die es zum Denken braucht. Allerdings enthält Studentenfutter viele Kalorien und sollte deshalb nicht ständig nebenbei geknabbert werden.

Welche Aufgaben haben Mineralstoffe und Spurenelemente?

Mineralstoffe und Spurenelemente sind unentbehrlich in der Zusammenarbeit mit Vitaminen. Jeder Winzer ist stolz auf die Mineralien seines Weinbergs, die seinen Weinen erst das unverwechselbare Geschmackserlebnis verleihen. Ähnlich können Vitamine nur in Zusammenarbeit mit Mineralstoffen und Spurenelementen in unserem Organismus ihre einzigartige Wirkung entfalten. Mineralstoffe und Spurenelemente sind Networker par excellence. So verbessert sich die Aufnahme von Eisen – wichtig für die Blutbildung – aus der Nahrung, wenn Sie frisch gepressten Orangensaft, also Vitamin C, dazu trinken. Orangensaft zusammen mit Vollkornbrot oder Gemüse fördert die Eisenresorption, unterstützt die Blutbildung und stärkt so das Immunsystem.

Mineralstoffe und Spurenelemente sind essenzielle anorganische Substanzen, die mit der Nahrung aufgenommen werden müssen, da sie unser Organismus nicht selbst herstellen kann. Spurenelemente sind ebenfalls Mineralstoffe. Sie werden allerdings nur in sehr geringen Mengen – in Spuren – benötigt bzw. im Organismus gespeichert. Deshalb ist bei der Einnahme von Nahrungsergänzungen darauf zu achten, die tägliche Höchstmenge, beispielsweise für Selen 50 bis 200 µg oder für Zink 10 bis 20 mg, nicht zu überschreiten.

Ihre Aufgaben sind vielfältig, denn sie sind nicht nur an Stoffwechselvorgängen und deren Regulation beteiligt, sondern auch am Aufbau von Knochen und Zähnen, steuern die Funktion von Muskeln und Nerven oder halten unsere Körperflüssigkeiten im Gleichgewicht. Daneben unterstützen sie das Immunsystem beim Aufbau von Abwehrstoffen. Als Bestandteil von Enzymen helfen sie, Nährstoffe über die Darmschleimhaut aufzunehmen und weiter ins Blut zu transportieren. So ist Kalzium nicht nur für die Knochengesundheit wichtig, sondern spielt auch eine wichtige Rolle bei der Signalübertragung im Gehirn oder bei der Biosynthese von Neurohormonen und Neurotransmittern, wie z. B. Cortisol in den Nebennieren. Spurenelemente sind häufig Bestandteil von antioxidativen Enzymen und ebenfalls an der Bildung von Hormonen, wie z. B. Jod oder Selen für die Bildung von Schilddrüsenhormonen, beteiligt und für die Steigerung der Immunabwehr unverzichtbar.

Wachstum, körperliche und geistige Leistungsfähigkeit sowie Infektabwehr machen Mineralstoffe und Spurenelemente unentbehrlich. Für Aufbau- und Reparaturarbeiten benötigt der Organismus täglich eine ausreichende Menge. Immer dann, wenn unser Organismus herausgefordert wird, z. B. durch Sport, aber auch in der Schwangerschaft, während der Wachstumsphasen und vor allem in Stress- und chronischen Stresssituationen, werden vermehrt Mineralstoffe verbraucht und gebraucht.

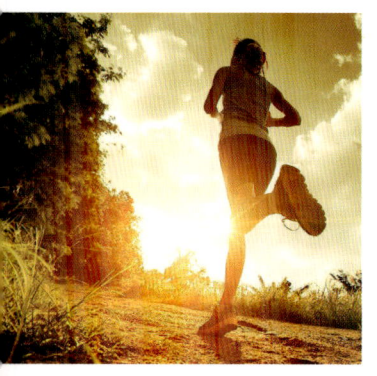

Die Salze der Mineralstoffe sind bekannt als Elektrolyte, die im Organismus für den Wasser- und Säure-Basen-Haushalt sowie für das Gleichgewicht zwischen extra- und intrazellulärem Raum und damit für ein Zusammenspiel aller Körperfunktionen verantwortlich sind.

Die wichtigsten Mineralstoffe			
Mineralstoff	**Wichtig für**	**Vorkommen**	**Mangel**
Kalium	u.a. für Herztätigkeit, Reizleitung von Nerven- und Muskelzellen, Flüssigkeitsregulation in den Zellen, Enzymreaktionen	Vollkornprodukte, Getreide, Trockenobst, Bananen, Aprikosen, Kartoffeln, grünes Gemüse wie Spinat, Fisch, Fleisch	Muskelschmerzen, Kopfschmerzen, Herzrhythmusstörungen, Verdauungsbeschwerden
Kalzium	u.a. für Knochenaufbau, Zähne, Muskelfunktion, Blutgerinnung, Enzymreaktionen, für die Reizleitung im Nervensystem	Milchprodukte, Nüsse, Samen, Sojabohnen, Brokkoli, Mangold, Grünkohl, Milch	Muskelkrämpfe, Osteoporose, Herzrhythmusstörungen
Magnesium	u.a. für die Reizleitung im Nervensystem, Muskelfunktion, Kreislaufsystem, Knochen, Zähne, Enzymreaktionen	Gemüse, vor allem Hülsenfrüchte, Weizenkeime, Vollkornprodukte, Käse, Mineralwasser (natriumarm), Kürbiskerne, Algen, Trockenobst, Avocado, Hafer, Fleisch	Wadenkrämpfe, Muskelzittern, Migräne, Durchfall
Natrium	Natrium ist hauptsächlich verantwortlich für den Wasserhaushalt und wird über Kochsalz zugeführt	Kochsalz	
Chlorid	Chlorid ist ein Bestandteil der Magensäure und hat eine wichtige Funktion im Säure-Basen-Haushalt		

Die wichtigsten Spurenelemente

Spurenelement	Wichtig für	Vorkommen	Mangel
Eisen	u.a. für Blutbildung und Sauerstofftransport, Steigerung der Immunabwehr, Enzymreaktionen	Innereien (vor allem Leber), Fleisch, Hülsenfrüchte (Linsen), Vollkorngetreide, Nüsse, Spinat, Schwarzwurzeln, Eier	Müdigkeit, Antriebsschwäche, Haarausfall, Wundheilungsstörungen
Jod	u.a. als Bestandteil der Schilddrüsenhormone	jodiertes Salz, Feldsalat, Meeresfische, Eier, Artischocken, Knoblauch	Schilddrüsenvergrößerung
Selen	u.a. Radikalenfänger, Stoffwechsel, Schilddrüsenfunktion, Steigerung der Immunabwehr	Fisch, Fleisch, Nüsse, Samen, Graupen, Gurken, Milchprodukte, Innereien	Infektanfälligkeit, Muskelerkrankungen, Schilddrüsenerkrankungen
Zink	u.a. Steigerung der Immunabwehr, Hormonbildung, Enzymreaktionen, Zell- und Gewebewachstum	Schalentiere, Weizenkeime, mageres Rindfleisch, Innereien, Nüsse, Kürbiskerne	Infektanfälligkeit, Wachstumsstörung, Haarausfall, verzögerte Wundheilung
Kupfer, Mangan, Chrom, Molybdän	Bestandteile antioxidativer Enzyme; steigern die Immunabwehr		

Die Aufgaben von Mineralstoffen und Spurenelementen bei Stress, chronischem Stress und seinen Folgen

Magnesium und Kalzium – die natürlichen Tranquilizer

Muskelkater oder Muskelkrämpfe, wer kennt die nicht? Vielleicht haben Sie schon des Öfteren Mineralstoffe als Brausetabletten oder Kapseln geschluckt, ohne zu wissen, dass diese auch bei Unruhe, bei Ängsten und der Unfähigkeit sich zu entspannen wirksam sind. Am bekanntesten und die am häufigsten verwendeten Mineralien sind Magnesium und Kalzium; beide Stoffe sind in der Lage, Muskulatur und Nerven zu entspannen.

Magnesium

Magnesium ist ein Alleskönner. Sogar das Kurzzeitgedächtnis kann es verbessern. Fehlt dem Organismus Magnesium, kann sich der Mangel auf verschiedene Weise zeigen: beispielsweise durch Muskelkrämpfe, Nervosität, Gereiztheit oder Aggressivität. Wenn Sie nicht einschlafen können, weil Ihre Gedanken um die ungelösten Probleme des Tages kreisen oder wenn Ihnen das Herz bis zum Hals klopft, versuchen Sie, anstelle einer Schlaftablette mit Magnesium vor dem Schlafengehen zur Ruhe zu kommen. Heute ist bekannt, dass auch die Behandlung mit Antidepressiva zu einem Magnesiummangel führen kann. Durch die Einnahme von Magnesium lässt sich diese unerwünschte Wirkung abwenden.

Kalzium

Kalzium ist nicht nur ein wichtiger Mineralstoff für Knochen und Zähne. Auch für ein gesundes Gehirn ist es unverzichtbar, denn Kalzium ist ein wichtiger Vermittler der elektrischen Signalübertragung – sowohl im peripheren als auch im zentralen Nervensystem. Wenn Signale über die Nerven an Gehirnzellen übertragen werden sollen, ist es die Aufgabe von Kalzium, die Signale in die Zelle hinein zu transportieren. Daneben ist Kalzium nicht nur für den Signaltransport, sondern auch für die Bildung und Aktivität der Neurobotenstoffe im Gehirn essenziell. Unter Kalzium verbessert sich die Aufmerksamkeit. Bei älteren Menschen ist bei der Gabe von Kalzium zur Verbesserung der Aufmerksamkeit allerdings Vorsicht geboten. Es gibt Beobachtungen, dass zu hohe Kalziumspiegel zu einer kognitiven Verschlechterung führen können.

Zink – der verkannte Hirnregulator

Zink ist ein essenzielles Mineral, das zur Steigerung der Immunabwehr und zur Wundheilung gebraucht wird. 60 % der Zinkspeicher befinden sich in der Muskulatur. Daneben findet man Zink in hoher Konzentration im Gehirn. Hier reguliert das Spurenelement die Kommunikation zwischen Nerven und Gehirn und es ist entscheidend für Gedächtnis und Lernfähigkeit.

Tipp

Die Zeit abends nach 20 Uhr eignet sich für die Aufnahme von Magnesium und Kalzium am besten. Für die Einnahme hat sich ein Verhältnis von zwei Teilen Kalzium zu einem Teil Magnesium bewährt. Bei Belastung kann Magnesium auch tagsüber eingenommen werden.

Magnesiumreich sind gekochte oder gekeimte Vollkornprodukte, Soja- oder Mungbohnen-Sprossen, Bohnengewächse, Nüsse und Keime, Spinat und Artischocken.

Milch ist die beste Kalziumquelle. Allerdings verändert die Pasteurisierung der Milch und noch stärker die Ultrapasteurisierung die Kalzium-Komplexe. Dadurch kann Milch in diesem Zustand weniger gut verwertet werden. Weitere, ebenso ergiebige Kalziumquellen sind Vollkorn, Samen und Nüsse, Kohlgemüse (Grünkohl, Kraut, Brokkoli, Chinakohl), Soja, Bohnengemüse und Fisch.

Reich an Zink sind Eier, Nüsse (Erd- und Paranüsse), Kerne (Sonnenblumen- und Kürbiskerne), Hartkäse, Mais, Linsen, Fleisch und Vollkornprodukte (Haferflocken und -kleie). Bei der Einnahme von Zink-Präparaten ist zu beachten, dass eine länger andauernde Zinkzufuhr über 10–15 mg pro Tag ungesund ist. Es kann zu Magen-Darm-Beschwerden und einer Anämie durch die Behinderung der Aufnahme von Kupfer kommen.

Expertenwissen

Magnesium

Magnesium ist für die Nebennieren und für das Energiesystem unseres Organismus vergleichbar einer Zündkerze. Magnesium wirkt als natürlicher Gegenspieler des Mineralstoffs Kalzium und kontrolliert den Einstrom von Kalzium in die Zellen. Dadurch stößt Magnesium indirekt über Kalzium die Anregung der Muskel- und Nervenzellen an.

Neben Vitamin B5 und Vitamin C ist Magnesium für die Biosynthese der Stresshormone wie beispielsweise Cortisol in den Nebennieren unabdingbar.

Kalzium

Stress behindert die Kalziumaufnahme über die Darmschleimhaut. Über Vitamin D kann die Kalziumaufnahme über den Dünndarm gesteigert und der Verlust über die Nieren gesenkt werden. Milch enthält geringe Mengen an Phosphor, was ebenfalls die Kalziumaufnahme steigert. Ein hoher Phosphorkonsum, Ursache sind z. B. Cola-Getränke, steigert die Kalziumausscheidung – ein guter Grund, Softdrinks zu meiden. Bei Kalziummangel holt sich der Organismus die benötigte Menge aus den Kalziumlagern im Knochen, was langfristig für das Auftreten einer Osteoporose verantwortlich ist.

Zink

Zink ist für das Gehirn ein essenzieller Nährstoff. Zink spielt eine wesentliche Rolle in der Kommunikation zwischen den einzelnen Gehirnzellen, vor allem in Gehirnregionen, die für den Lernprozess und das Gedächtnis verantwortlich sind.

Expertenwissen

Zinkmangel entsteht beispielsweise durch starkes Schwitzen beim Sport oder anstrengende körperliche Tätigkeiten, bei hohen Außentemperaturen oder in der Schwangerschaft und Stillzeit. Besonders bei älteren Menschen wird häufig eine ungenügende Aufnahme von Zink über die Nahrung beobachtet.

Vegetarier und Veganer sind besonders anfällig, einen Zinkmangel zu entwickeln. Der Grund dafür sind die Phytinsäuren in den Pflanzen. Phytinsäuren dienen den Pflanzen dazu, Mineralstoffe, die für das Wachstum wichtig sind, zu binden und für das Wachstum bereitzustellen. Phytinsäuren bilden im Darm schlecht lösliche Komplexe mit Mineralstoffen wie Kalzium, Magnesium, Eisen und Zink, die dann nicht über den Darm aufgenommen, sondern vermehrt ausgeschieden werden. Vor allem bei Zink führt dies am ehesten zu einem Mangel. Vegetarier sollten deswegen beachten, dass besonders Mais, Getreidekleie (Vollkorn) und Soja sowie andere Hülsenfrüchte größere Mengen Phytinsäure enthalten.

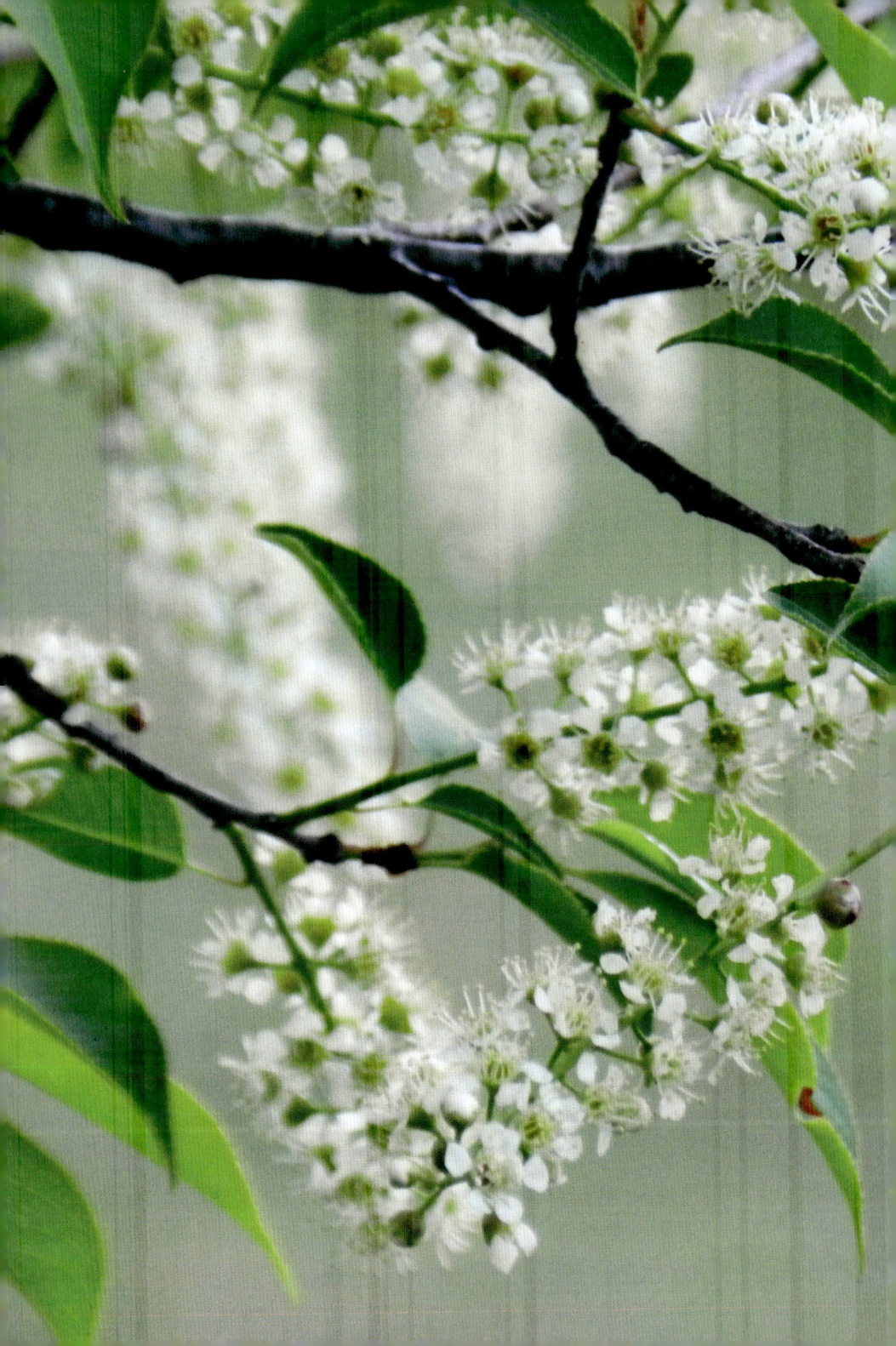

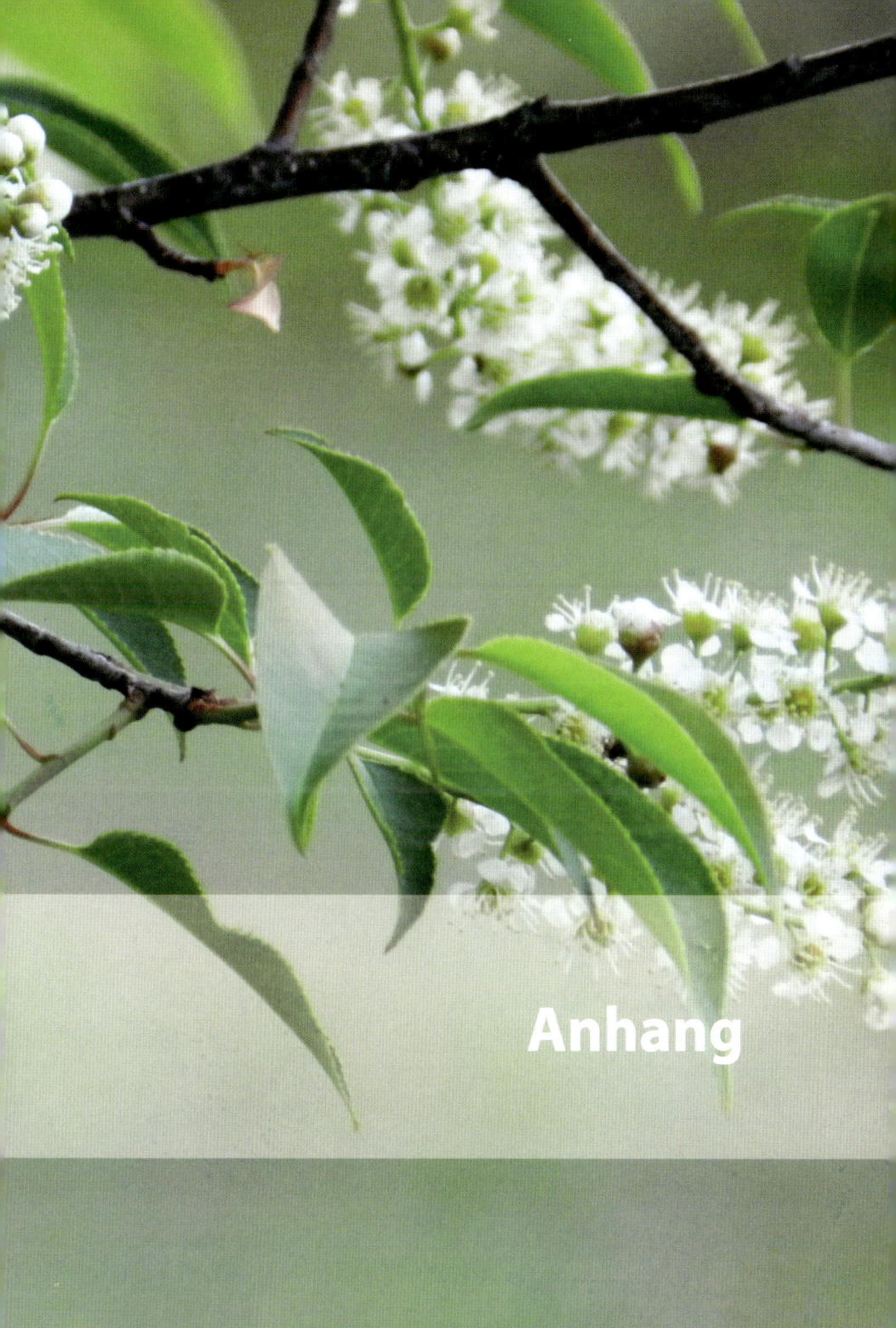

Anhang

Literatur

Aufbruch zur Stille; Bauhofer, U., Lübke 1997

Balance statt Burn-out; Linneweh, K., Heufelder, A., Flasnoecker, M., Zuckschwerdt, 3. Auflage 2013

Biologie der Angst; Hüther, G., Sammlung Vandenhoeck, 12. Auflage, 2012

Das Anti-Burnout Erfolgsprogramm; Kolitzus, H. dtv, 8. Auflage 2012

Das optimierte Gehirn: Hobson, A. J., Klett Cotta, 2010

Dietary glycemic index and obesity; Ludwig, D.S., J Nutr. 2000, 103 (2S Suppl): 280–283

Erfolgsfaktor Persönlichkeit: Hofmann, L. M., Linneweh, K., Streich, R., (Hrsg.), Beck im dtv, 2006

Fit durch Vitamine; Oberbeil, K., Südwest, 2007

Meine Zeit ist mein Leben; Mügge, J., Bieger, E., Bieger, W., EBV, 2010

Physiologie; Klinke, R., Pape, H. Ch., Kurtz, R., Silbernagl, S.,Thieme, 6. Auflage, 2009

Rotkäppchen und der Stress; Spitzer, M., Schattauer, 2014

Taschenatlas Physiologie; Silbernagl, S., Thieme, 2012

Schlank im Schlaf und Schlank im Schlaf für Berufstätige; Pape, D., Schwarz, R., Trunz-Carlisi, E., Gillessen, H., GU, 2009

Stress, Mobbing und Burn-out am Arbeitsplatz; Litzke, S., Schuh, H., Springer, 5. Auflage, 2010

Was mich bewegt: Das persönliche Buch für mehr Fitness; Bartosch, H., Grillparzer, M., Südwest, 2013

Yoga – Übungen für jeden Tag; Zebroff, K., Fischer, Frankfurt, 2010

Nachwort

Die langjährige enge Zusammenarbeit mit Prof. Dr. Klaus Linneweh, bekannt als Experte für Stress und persönliches sowie innerbetriebliches Selbstmanagement, ist eine der wichtigsten Quellen für dieses Buch. Die im Buch enthaltenen Übungen und Tests sind in Seminaren und Workshops entwickelt worden und ausführlich erprobt. Erkenntnisse dieses Buches, die inhaltlich bereits in ähnlicher Form in gemeinsamen Publikationen veröffentlicht wurden, sind für dieses Buch auf den neuesten Stand gebracht worden. Dieser Ratgeber setzt die vielen, zum Teil gemeinsamen, Publikationen zu den Themen Stress, Stressbewältigung, Persönlichkeitsentwicklung und Life Balance fort.

Frau Dr. Annemarie Neuner hat als Naturwissenschaftlerin mit wertvollen Hinweisen und Ergänzungen zu Aminosäuren, Neurohormonen und bioaktiven Pflanzenstoffen den Ratgeber bereichert.

Jens Peter Aukst begleitet mich als Kommunikationsberater seit vielen Jahren und unterstützt mich bei der Produktion meiner Veröffentlichungen und Präsentationen.

Ich bedanke mich sehr herzlich bei allen Beteiligten, auch beim Zuckschwerdt Verlag!

Index

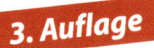

Strategien gegen Burn-out

Burn-out kann jeden treffen, in jedem Beruf und in jedem Alter.

Ein Autorenteam aus Experten beleuchtet Burn-out umfassend aus medizinischer und psychologischer Sicht und zeigt Strategien auf, wie die Abwärtsspirale der Dauerüberlastung vermieden bzw. behandelt werden kann.

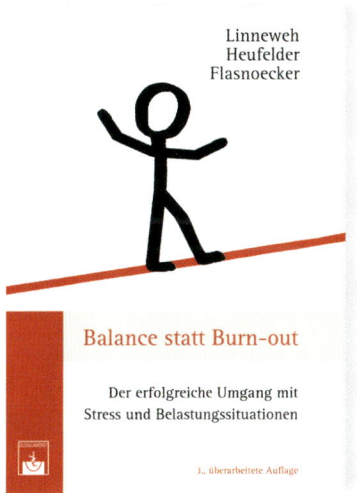

- anspruchsvoll und lesefreundlich
- mit Tests, Übungen und Empfehlungen
- für Betroffene, Coaches und Trainer

Professor Dr. Klaus Linneweh war Wirtschafts- und Sozialpsychologe und Leiter des Linneweh-Instituts in München.

Professor Dr. Armin Heufelder ist Internist mit den Schwerpunkten Endokrinologie, Diabetologie und Rheumatologie.

Dr. Monika Flasnoecker ist Internistin, Arbeits- und Sozialmedizinerin mit den Schwerpunkten Beratung und Coaching.

Klaus Linneweh, Armin Heufelder, Monika Flasnoecker
Balance statt Burn-out
258 Seiten, Hardcover, viele Abb. und Tab.
3. Auflage 2013, 16,5 x 23,5 cm
€ 29,90 (D); € 30,80 (A)
ISBN 978-3-86371-098-9

www.zuckschwerdtverlag.de

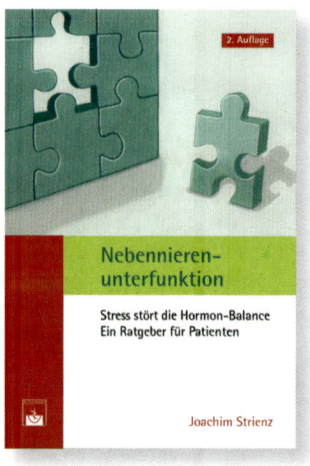

Nebennieren und Stress

Chronischer Stress macht krank. Dies ist nicht neu. Neu ist jedoch, dass die Nebennieren dabei eine wichtige Rolle spielen. Durch zu viel Stress kann es zu einer Unterfunktion kommen.

Dieser Ratgeber erklärt, wie sich die Unterfunktion zeigt und wie sie erfolgreich behandelt werden kann.

Joachim Strienz
Nebennierenunterfunktion
Stress stört die Hormon-Balance
132 Seiten, Softcover,
26 Abb., 6 Tab.
2. Auflage 2014, 12,5 x 18,5 cm
€ 19,90 (D); € 20,50 (A)
ISBN 978-3-86371-117-7

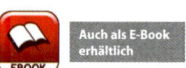

▶ der Ratgeber zur Stresserkrankung
   von Dr. Joachim Strienz

▶ mögliche Erklärung für
   Erschöpfung und Müdigkeit

Dr. Joachim Strienz ist Facharzt für Innere Medizin und seit 1993 in Stuttgart niedergelassen. Schwerpunktmäßig betreut er Patienten mit Schilddrüsenerkrankungen, vor allem Autoimmunkrankheiten wie Hashimoto-Thyreoiditis und Morbus Basedow.

Seit einigen Jahren beschäftigt er sich auch mit der Hormonersatztherapie. Die Bücher von Dr. Strienz werden in Internet-Foren und in Social-Media-Portalen rege diskutiert und empfohlen.

www.zuckschwerdtverlag.de